436901
V2.G

Magie und Heilkraft
der Frauenkräuter

Saluia.

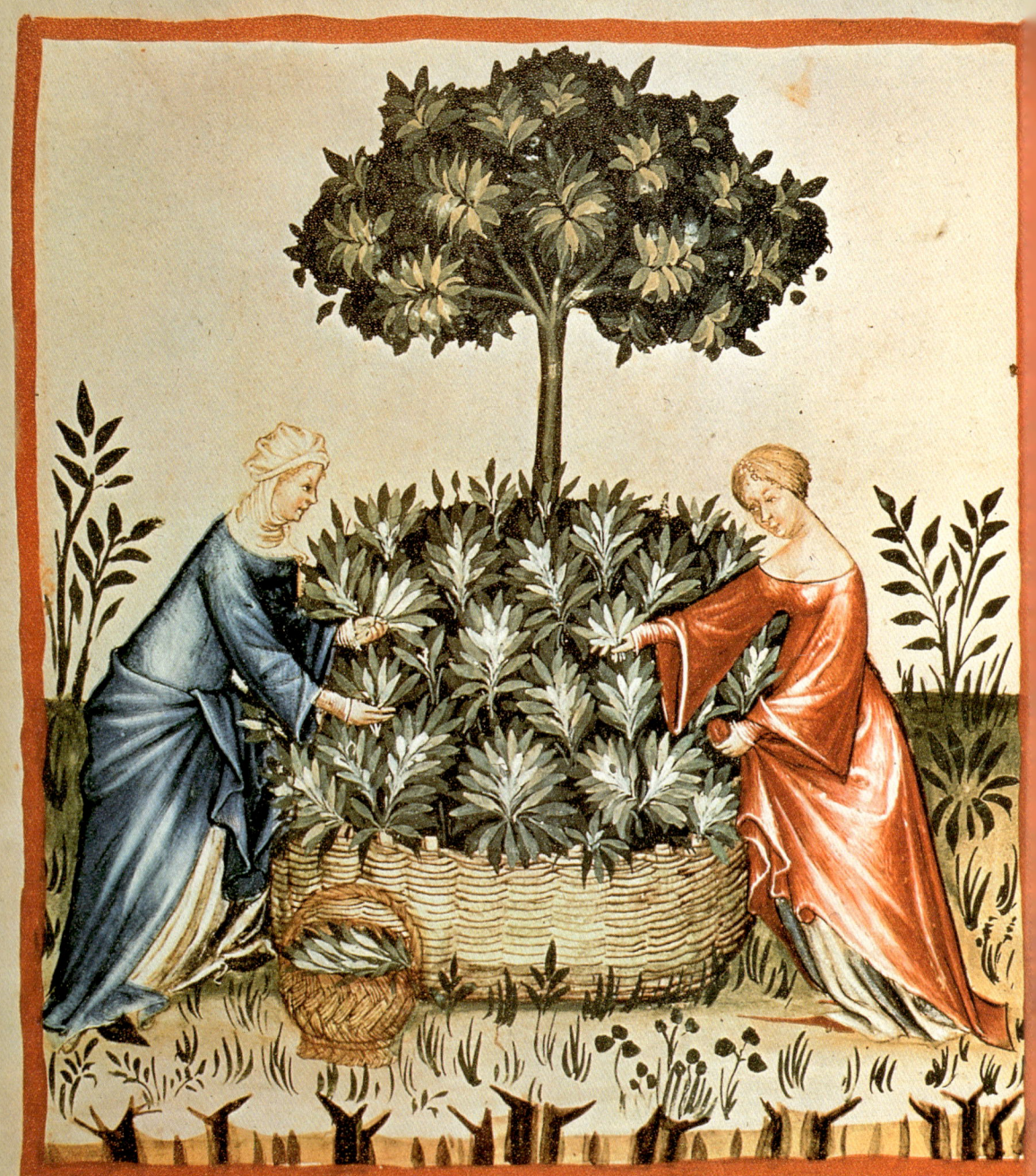

Saluia. ꝯplo. ca. ĩ p̃. sic. ĩñ. Electio domestica ortulana. uiridis siluestris. tñ fortior. Iefatiendo. iuuamtũ; ꝯfert sto. 7 egritudibꝰ neruoꝝ frigis. nocumtum tardæ descenꝰ Remo nocuiti. cũ melle decocto. Quio gnat sanguine; grossus. aliquit cal; B fert fr̃ ſcmbꝰ; hyeme 7 fris regionbꝰ;

Karin Greiner/Angelika Weber

Magie und Heilkraft der Frauenkräuter

Altes Wissen neu entdecken
und anwenden

Mosaik

INHALT

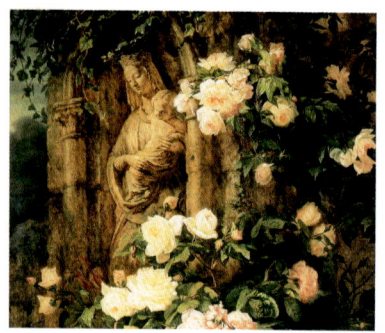

Vorwort..6–7

Mystische Bande zwischen Flora und Eva..........8–21
Pflanzen und Frauen..9
Die Große Mutter..10
Muttergöttinnen und ihre Pflanzen..........................11
Mutter und Madonna..14
Marienpflanzen – Frauenpflanzen............................16
Hexenzauber und Zauberkräuter..............................17
Kräuter in Tradition und Brauchtum.........................19

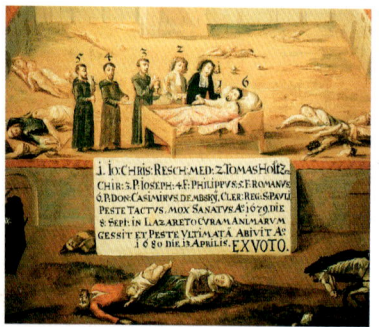

Frauenwissen um Kräuterkräfte....................22–39
Von der Intuition zum wissenschaftlichen Beleg.............23
Kräuterwissen im Lauf der Geschichte.......................25
Bedeutung der Kräuter in vorgeschichtlicher Zeit...........27
Kräuter und Mythen...28
Frauen und Kräuter in der Antike...........................29
Mittelalterlicher Kräuterschatz............................31
Der Niedergang des weiblichen Heilmythos...................33
Die Wende zur Neuzeit......................................35
Alte Kräuter – neue Werte..................................37

Kräuter im Frauenalltag...........................40–51
Frauen machen sich Kräuter zunutze.........................41
Kräuter als Nahrung und Gewürze............................41
Kräuter zum Weben und Färben...............................43
Kräuter für Hygiene und Reinigung..........................44
Kräuter speziell für weibliche Bedürfnisse.................46
Kräuter für die Schönheit..................................49
Kräuter für die Gesundheit.................................50

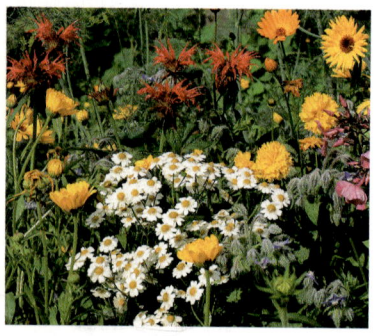

**Kräuter – Pflanzen mit vielfältigen
Eigenschaften**......................................52–57
Namen verraten das Kraut...................................53
Kräuterwissen von Generation zu Generation.................54
Kräuterkreise..54
Heilkraut oder nicht?......................................55
Zauberhafte Düfte – duftender Zauber.......................56
Kräuterhexensegen..56

Heilende Kräuter für Frauen.......................58–69
Kräuter für Gesundheit und Wohlbefinden....................59
Frauenkräuter gegen Zyklusbeschwerden......................60
Frauenkräuter rund um die Fruchtbarkeit....................64
Frauenkräuter rund um die Schwangerschaft..................65
Frauenkräuter rund um die Wechseljahre.....................68
Frauenkräuter gegen zyklusunabhängige
Beschwerden..69

INHALT

Pflegende Kräuter für Frauen..........................70–81
Schönheit mit den Gaben der Natur.........................71
Kräuter zur Pflege der Haut..............................72
Kräuter zur Pflege des Gesichts..........................73
Kräuter zur Pflege der Augen.............................76
Kräuter zur Pflege der Lippen............................76
Kräuter zur Pflege der Hände und Nägel...................77
Kräuter zur Pflege der Haare.............................78
Kräuter zur Mund- und Zahnpflege.........................81

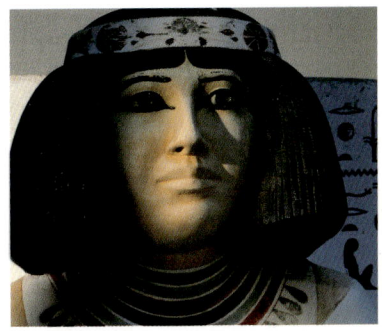

Kräuter für das Wohlgefühl der Frau..............82–93
Alle Sinne mit Kräutern inspirieren......................83
Kräuter als Badezusätze..................................83
Kräuter für Massagen.....................................85
Räucherungen und Duftöle.................................86
Lufterfrischer und Nasenschmeichler......................87
Vitalisierende Kräuter...................................90
Kräuter für Gaumengenüsse................................91
Kräuter für Dekorationen.................................92
Verführungsmagie und Liebeszauber durch Kräuter......93

Vom Umgang mit Kräutern...............................94–109
Respekt vor Kräuterkräften...............................95
Auf den Gehalt kommt es an...............................96
Kräuter sammeln..97
Kräuter im Handel beziehen...............................97
Kräuter selbst anbauen...................................98
Aufbereitung von Kräutern...............................100
Konservierung von Kräutern durch Trocknen...............100
Aufbewahrung von Kräutern...............................101
Kräuterzubereitungen....................................101

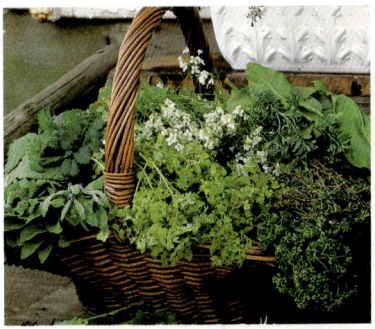

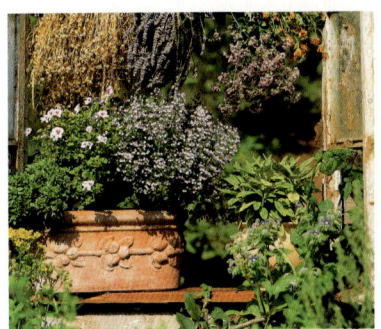

Klassische Frauenkräuter auf einen Blick......110–123
Beifuß..110
Eisenkraut..111
Fenchel...112
Frauenmantel..113
Johanniskraut...114
Kamille...115
Lavendel..116
Melisse...117
Pfefferminze..118
Ringelblume...119
Rose..120
Rosmarin..121
Salbei..122
Schafgarbe..123
Register..124

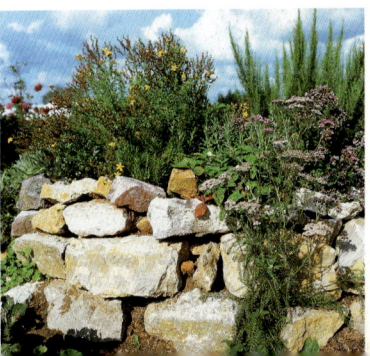

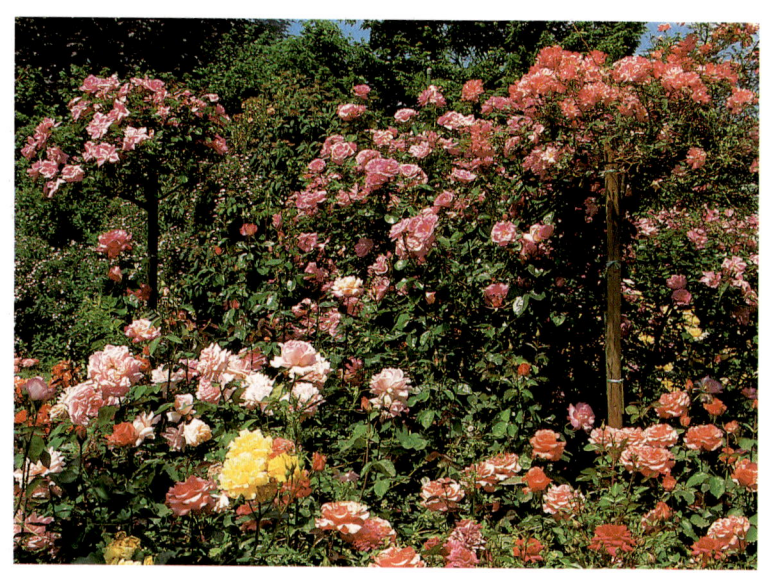

Die Rose verkörpert das Weibliche wie kaum eine andere Pflanze.

Vorwort

„Ehret die Frauen!
Sie flechten
und weben
Himmlische Rosen
ins irdische
Leben."
*Schiller, Gedichte:
„Würde der Frauen"*

Frauenkräuter – welche Gewächse der Erde verbergen sich hinter dieser vielversprechenden Bezeichnung? Pflanzen, die weibliche Namen tragen wie die Melisse? Pflanzen, die Frauen schmücken wie die Rose? Pflanzen, die Frauenleiden heilen wie der Frauenmantel? Pflanzen, die die Geburtswehen fördern wie das Mutterkraut oder den Wehenschmerz lindern wie der Muskatellersalbei? Pflanzen, die sogenannte weibliche Tugenden verkörpern wie das bescheidene Veilchen? Pflanzen, in denen man Hexenkräfte vermutete wie im Bilsenkraut? Im Grunde kann man den Frauen alle Pflanzen widmen, die in irgendeiner Weise mit ihrem Leben in Beziehung stehen.

Aus eben diesen Pflanzen hat Mutter Natur im Lauf der Geschichte einen wunderbaren Teppich geknüpft, unter dem sich ihr unermeßlich kostbares Geschenk an das weibliche Geschlecht verbirgt. In seinen schillernden Farben spiegeln sich Mächte und Kräfte, in seinen arabesken Mustern ranken sich Mythen und Mysterien, in seinen zahllosen Knoten verschlingen sich Glauben und Gewißheit. Seit archaischen Zeiten durchdringen die Frauen das dichte Gewebe des weltumspannenden Teppichs, nehmen intuitiv dessen Geheimnisse in sich auf und wissen sie vielfältig zu nutzen.

*Bild Seite 2:
Italienische
Buchmalerei aus dem
sog. Hausbuch der
Cerruti (14. Jh.),
Buchillustration
„Salbei"*

VORWORT

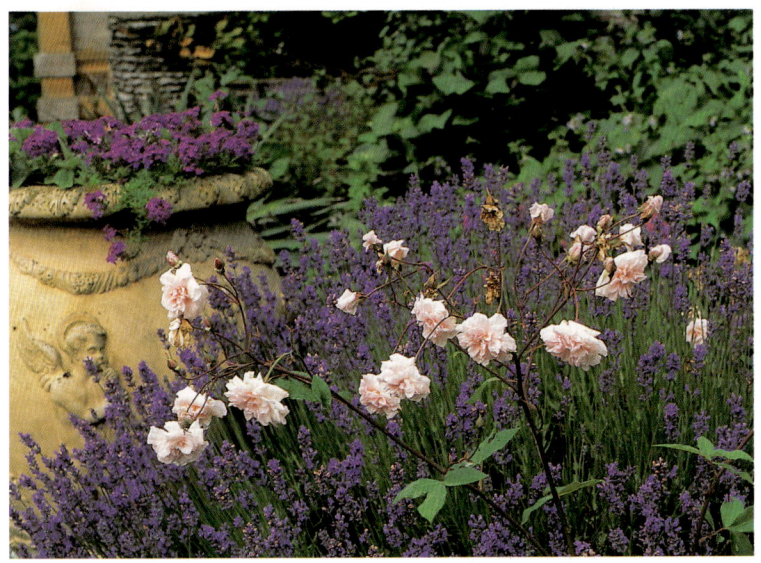

Mit dem intensiven Duft seiner blauen Blüten beruhigt der Lavendel die weibliche Psyche.

Im wechselvollen Lauf der Jahrhunderte wurde der Flor des Teppichs immer wieder verachtend mit Füßen getreten, wurden die einst so starken Bande zwischen Natur und Leben mehr und mehr gelockert. Das transzendente Verständnis der Frauen für die mütterliche Güte der Natur, die in den Gewächsen schlummert und nur geweckt werden muß, verlor sich in rationalen Anschauungsweisen einer technisierten Wirklichkeit, in der nur Meßbares zählt. Die über unzählige Generationen angesammelten und weitergegebenen Weisheiten der Frauen über die Pflanzenwelt gerieten vielfach in Vergessenheit.

Doch die im weiblichen Wesen tief verankerte Sehnsucht nach sinnlicher Geborgenheit im Schoß der Natur, nach dem beruhigenden Wiegen in ihren Rhythmen verleiht dem Pflanzenteppich neuen Glanz. Immer mehr Frauen spüren das starke Verlangen, sich über die Kälte einer von Technik und Chemie geprägten Umwelt zu erheben und sich eins zu fühlen mit Mutter Natur. Sie brauchen dazu nur ihr verschüttetes Urerbe wieder ans Licht zu holen und magische Schlingen zwischen Naturmächten und realen Kräften zu binden. In den Frauenkräutern finden sie die Wirkungen, die Körper, Geist und Seele verwöhnen – sei es ganz einfach in Form einer Augenweide, einer Nasenschmeichelei und eines Gaumenkitzels oder tiefreichender durch das Geschenk von Harmonie und Heilung.

Apium.

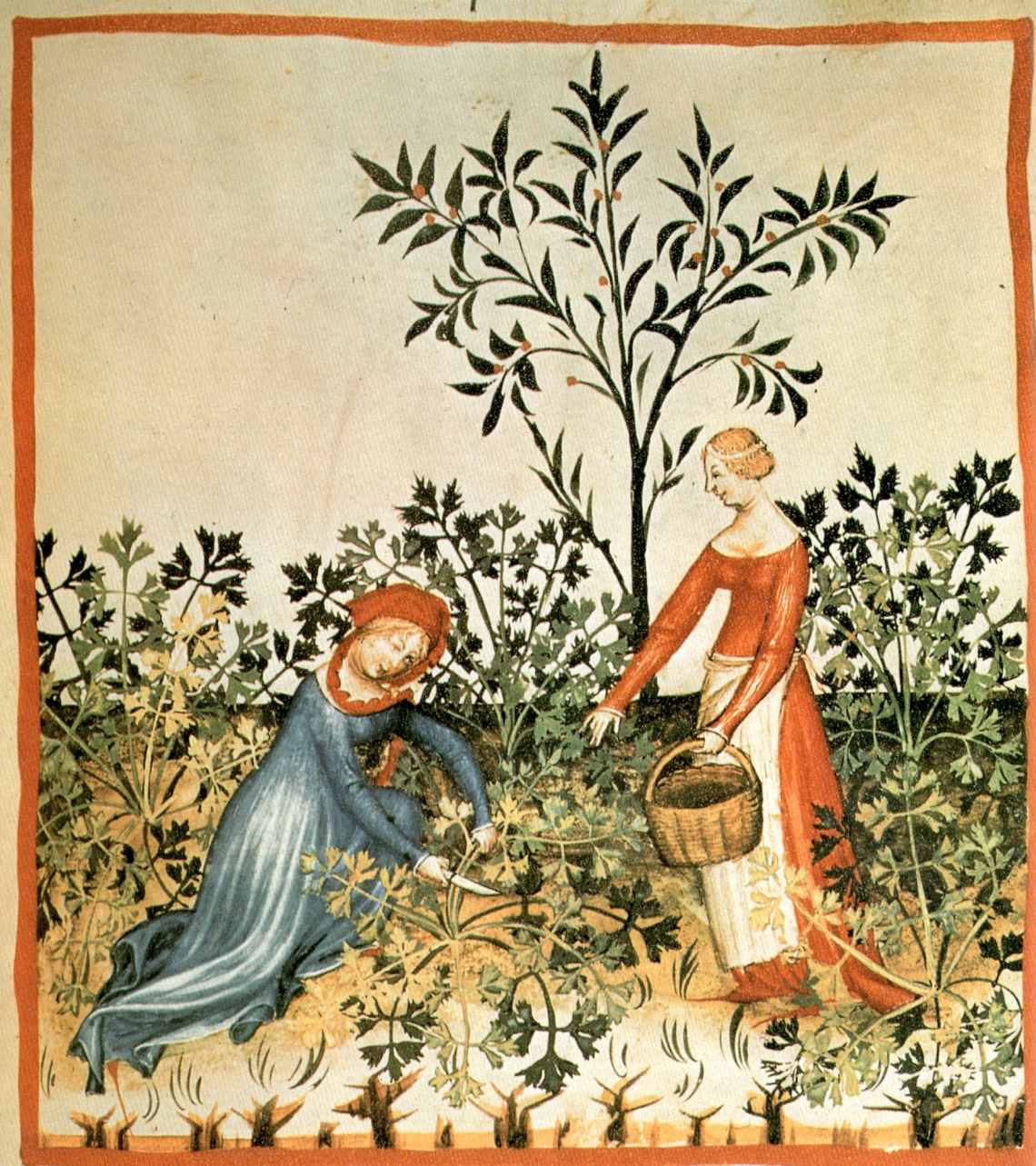

Apium. cplo. ca. 7 sic. mp. Electio ortolanum. Iuuamtum apit opilatoes. nocumtum facit sodam. Remo. nocumti cum lactucis. Quid gnat nutrimtum modici. Suenit fris scilb; hyeme 7. fris. regionibz.

Mystische Bande zwischen Flora und Eva

Pflanzen und Frauen – eine Beziehung seit uralten Zeiten

Das Werden einer Pflanze aus einem unscheinbaren Samenkorn, ihr Wachstum, das in der Blütenbildung und dem Hervorbringen der Frucht gipfelt, ist ein großartiger, geheimnisvoller Vorgang – ebenso wie das Werden und Wachsen eines Menschen. Getrieben wird das Leben von unerklärlichen Mächten der Natur, bis heute bleibt es von Rätseln umgeben. Damit neues Leben, pflanzliches oder menschliches, entstehen kann, bedarf es immer eines fruchtbaren Schoßes, dem Erdboden oder dem Mutterleib. So sind Erde und Pflanzenfrucht, Frau und Leibesfrucht untrennbar zu mystischer Einheit verschlungen.

Angesichts dieser sphärischen Verbindung ist es nur naheliegend, daß Frauen sich mit Pflanzen identifizieren und ihre Weiblichkeit im Grün der Schöpfung gespiegelt finden. In der Wurzel einer Pflanze gewahrt die Frau ihre Verhaftung mit dem Irdischen, im Sproß ihr Streben zur überirdischen Macht der Natur, in der Blüte ihre Fruchtbarkeit. Darin gründet sich wohl auch eine besonders intime Form von Pflanzenwissen, das Frauen von Geburt an gegeben scheint. Nach neueren Erkenntnissen haben sich Frauen die Kräfte der Natur einst durch ein spezielles, heute nicht mehr geläufiges Naturverständnis, Hellsichtigkeit und Intuition im Umgang mit Pflanzen erschlossen und weniger durch Versuch und Irrtum.

Schon in fernster Vergangenheit wurde denn auch durch die Fähigkeit, die Gaben von Mutter Natur gefühlsmäßig zu begreifen, ein inniges Band zwischen Frauen und Pflanzen gesponnen. Die tägliche Beschäftigung mit den Gewächsen, seit Urzeiten eine zentrale weibliche Aufgabe, trägt wesentlich zur Verfestigung dieses Bandes bei. Frauen obliegt es seit jeher, Pflanzen zur täglichen Nahrung zu beschaffen. Anders als die Männer, deren Domäne die mal mehr, mal weniger erfolgreiche Jagd war, gewährleisteten Frauen durch Sammeln der Feldfrüchte eine kontinuierliche Versorgung mit Eßbarem und sicherten damit den Fortbestand des Lebens.

„In den Kräutern ist die ganze Kraft der Welt. Derjenige, der ihre geheimen Fähigkeiten kennt, der ist allmächtig."
Indische Weisheit

Bild links: Frauen finden ihre Weiblichkeit im Grün der Schöpfung gespiegelt. Italienische Buchmalerei aus dem sog. Hausbuch der Cerruti (14. Jh.), Buchillustration „Sellerie"

Die Große Mutter

Die Natur gebärt alles Leben. Sie läßt Pflanzen aus der Erde sprießen und schenkt ihre Fruchtbarkeit den Menschen. Der Frau gibt sie doppelt, Frucht zum Leben und Frucht zum Fortpflanzen. Wie eine Mutter bringt die Natur neues Leben hervor und sorgt für ihre Kinder. Unergründlich bleibt den Menschen, warum dies so ist und wohl immer so sein wird. Sie vergöttlichen deshalb die Mächte der Natur in der Großen Mutter, der Magna Mater, und erheben die Pflanzen zu den Insignien der Großen Göttin. In den Pflanzen wiederum sind die mystischen Kräfte dieser Naturgottheit verinnerlicht, sie sind Mittler zwischen Diesseits und Jenseits, mit ihren Blüten und Wurzeln Bindeglieder zwischen Licht und Dunkel.

Nach archaischer Vorstellung wohnt die Große Göttin in der Birke *(Betula)* in jugendlicher, lichtgebärender Gestalt, die im Frühling den Menschen das Wiedererwachen der Natur und der Fruchtbarkeit verheißt. Im Sommer zeigt sie sich als fruchtbringende und nährende Mutter im üppig mit Nüssen behangenen Haselnußstrauch *(Corylus avellana)* oder als sonnenschwangere Braut im strahlend hell blühenden Weißdorn *(Crataegus)*. Und in der von Herbstnebeln verdüsterten, dunklen Erle *(Alnus)* erscheint sie als weise Greisin und Herrin der Totenwelt. Die Erscheinungsformen der Großen Göttin in drei verschiedenen Altersstufen charakterisieren sie als Gebieterin über drei Welten: den Himmel, die Erde und die Unterwelt.

Das Urbild einer solchen Naturgöttin, der fruchtbaren Erdmutter, reicht sehr weit zurück. Weibliche Figurinen aus der Steinzeit sind wohl die ältesten Zeugnisse dieser Verehrung. Alle alten Völker kannten eine Große Mutter, traditionelle Naturvölker wie die Indianer verehren sie noch heute. Als weibliches Prinzip erscheint sie vor allem den Frauen zugetan, weiht diese tiefer in ihre Geheimnisse ein. Doch das Mysterium der Natur und der Pflanzenwelt eröffnete sich den Frauen auch deshalb weiter, weil sie als Sammlerinnen viel stärker erdverhaftet blieben als die Männer, die als Träger der Jagdmagie weniger eng an den Boden gebunden waren.

Die Frauen lernten die Gaben der Großen Mutter zu gebrauchen und erwarben sich ein großes Wissen um Pflanzen, um deren Wachs-

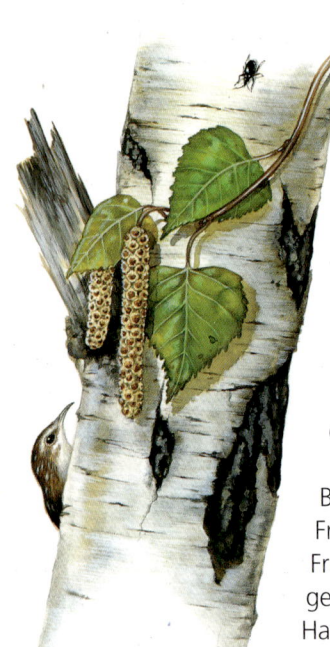

Der Name der Birke leitet sich von Bhereg ab, der Bezeichnung der Urindogermanen für die Große Göttin. Der schlanke, weiß berindete Baum mit seinen hellgrünen Blättern, die sehr früh im Jahr austreiben, symbolisiert Neuanfang, Reinheit und Licht.

tumsrhythmen, um die transzendenten Züge der Vegetation. Sie entdeckten, daß Pflanzen außer als Nahrung auch anderweitig von Nutzen sein können, und erbaten bald ganz gezielt eine Ernte von Mutter Erde, indem sie den fruchtbaren Boden bebauten. Eine solche Hortikultur, die Bestellung des Bodens mit einfachsten Handgeräten, betrieben Frauen wahrscheinlich schon vor 17.000 Jahren. Die Garten- und Feldarbeit intensivierte wiederum die spezielle Beziehung zwischen Pflanze und Frau, denn bei der Bemutterung der Gewächse erfuhren die Frauen viel vom Wirken der Großen Göttin. Welche Bedeutung der heute primitiv erscheinende Gartenbau hatte, zeigt sich in den Mythen vieler Kulturen, in denen Gärten als Paradiese beherrscht von Frauen dargestellt werden – etwa der Garten der griechischen Hesperiden unter Obhut der Göttermutter Hera, in dem die goldenen Äpfel des Lebens wuchsen.

Die Hasel steht für Fruchtbarkeit und Liebesglück. Sie gilt als eine der wichtigsten Kultpflanzen der Liebe. Noch heute sieht man in den oft zu zweit beieinandersitzenden Früchten ein Sinnbild der Paarung und spricht davon, „miteinander in die Haseln zu gehen".

Muttergöttinnen und ihre Pflanzen

Im Lauf der Geschichte wandelte sich dieser Archetyp von der allmächtigen Erdmutter und nahm in den verschiedenen Epochen und Kulturen unterschiedliche Gestalten und Namen an. Man stellte ihr ein maskulines Prinzip voran, aus einem ihr gleichgestellten männlichen Gefährten wurde ein ihr übergeordneter göttlicher Herrscher. Ihre Macht wurde beschnitten, bisweilen blieb von ihr sogar nur eine Megäre der schwarzen Magie übrig. Immer aber waren Fruchtbarkeit und Pflanzenwachstum im Pantheon der Völker einer weiblichen Gottheit zugeordnet.

Die Sumerer nannten die Erdmutter Inanna, die Babylonier später Ishtar. Die Königin des Himmels und der Erde verkörperte für diese frühen Kulturen die kosmische Macht, die Dreieinigkeit von Liebe, Heil und Fruchtbarkeit. Unter den segensreichen Händen der Himmelsherrscherin wuchsen Ähren und Trauben, gedieh die Leibesfrucht. Zum Dank für Nahrung und Nachwuchs opferten Frauen ihr im Haus des Himmels, ihrem Tempel, Blumen und Obst.

Im alten Ägypten, später auch im hellenistischen Griechenland und Rom, war Isis die Mutter der ganzen Natur, Göttin der Fruchtbarkeit und Herrin der Pflanzen. Ursprünglich muß Isis menschlich gewesen sein, zeichnete sich aber durch besondere Klugheit aus, mit der sie sich das kosmische Wissen erschloß. Durch diese einzigartige, mysti-

In den drei Blättern des Klees (*Trifolium*) finden sich nach alter Vorstellung drei Wesen der Großen Mutter versinnbildlicht: Eines steht für die Jungfrau, eines für die Mutter und eines für die Greisin, dementsprechend für Unschuld, Fruchtbarkeit und Weisheit.

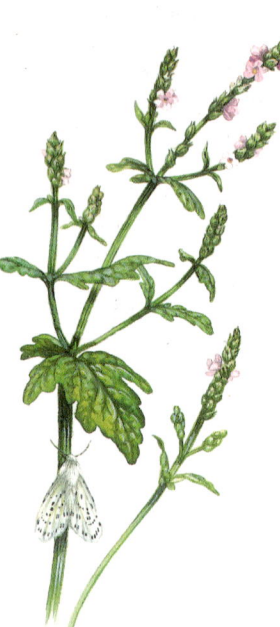

Oben: Eisenkraut
Unten: Eisenhut

sche Verbindung mit einer der Erdenwelt übergeordneten Ebene war es Isis, der Großen Zauberin, möglich, in ihrem mystischen Garten aus ihrem Schweiß besondere magische Pflanzen entstehen zu lassen, durch die sie letztendlich Göttlichkeit erreichte. Eine ihrer heiligen Pflanzen war das Eisenkraut *(Verbena officinalis)*, wundersames Allheilmittel und Liebespflanze. Der Name Eisenkraut oder Isenkraut leitet sich vermutlich vom Namen der Göttin selbst ab und bedeutet „Kraut der Isis".

Demeter war im antiken Griechenland die Mutter der Erde, als Herrin der Fruchtbarkeit huldigten ihr vor allem die Frauen. Als Hades, der Gott der Unterwelt, ihre Tochter Persephone (Proserpina) entführte, kümmerte sich die gramerfüllte Mutter nicht mehr um das Wachstum der Pflanzen, und die Menschen mußten Hunger leiden. Aber Demeter schickte den Menschen durch einen Boten Getreide und lehrte sie den Feldbau. Ihr Garten war deshalb der Acker, die fruchtbare Erdscholle, ihr geweiht waren das Korn und der Mohn *(Papaver)*. Bei den heiligen Riten zu ihren Ehren schmückte man die Sitze ihrer Priesterinnen mit Mönchspfeffer *(Vitex agnus-castus)*, einem Kraut, das die Fruchtbarkeit der Frau anregt.

Bei den Römern war Ceres, bei den Phrygiern Kybele, bei den Puniern Hera, bei den Zyprioten Aphrodite, bei den Anhängern des dionysischen Kults Hekate die der Großen Mutter entsprechende Gestalt. Hekate, die „Göttin der göttlichen Notwendigkeit", wurde auch als dreifaltige Göttin dargestellt, in ihr vereinten sich Hekate, die Herrin der Unterwelt und Zauberei, Artemis (römisch Diana), die Göttin der Fruchtbarkeit und Vegetation, sowie Selene, die Göttin des Mondes und der Geburt. Der hinter hohen Mauern verborgene Garten der zauberischen Hekate in Kolchis beherbergte mächtige Zauber- und Heilpflanzen, darunter stark giftige Arten wie Bilsenkraut *(Hyoscyamus)* und Eisenhut *(Aconitum)*, Aphrodisiaka wie Safrankrokus *(Crocus sativus)* und auch alte Frauenkräuter wie Kamille *(Chamomilla recutita)*. Der artemisische Garten war dagegen die wilde Natur, die wichtigsten Kräuter darin die *Artemisia*-Arten, unter anderem Beifuß *(Artemisia vulgaris)*, das frauenheilkundliche Universalmittel der Antike, sowie Wermut *(Artemisia absinthium)* als Abtreibungsmittel.

Die Kelten huldigten ebenfalls Muttergöttinnen. Die Kräfte der Natur wurden von ihnen als Magna Mater oder Terra Mater allgemein oder als weibliche Schutzgottheiten einzelner Bereiche personifiziert. Was für die Inselkelten Brigit, die Strahlende und Mächtige, war, bedeuteten den Festlandskelten die drei Matres oder Matronae. Der paradiesische Garten liegt auf Avalon, dem sagenhaften Apfelland. Zu Beltane, in der Nacht zum 1. Mai, wurde die Magna Mater gefeiert, fanden die Initiationsriten der jungen Mädchen statt, die sich mit Frühlingsblumen und Holunder *(Sambucus)*, dem Sinnbild weiblicher Energie, bekränzten. Die Kraft der Natur war nach Glauben der Kelten auf magische Weise in Kräutern und Blumen manifest, Priesterinnen stellten über die Gewächse eine Verbindung von göttlicher zu menschlicher Welt her.

Ähnlicher Überzeugung waren auch die Germanen, die zuerst in Nerthus die alleinige Mutter der Welt sahen. Später, so berichtet es die wichtigste nordische Mythensammlung „Edda", ging Nerthus in Freyja als höchster Göttin und Beherrscherin der Fruchtbarkeit auf. Freyja waren viele Blumen geweiht, mit der Schlüsselblume *(Primula veris)* etwa verschaffte sie den Menschen Zutritt zu ihrem Garten der Schätze. Ihr kostbares Halsband Brisingamen stilisierte die Neigung der Göttin zu verschwenderischem Überfluß.

Aus dem Märchen „Frau Holle" kennt noch jedes Kind eine weitere, frühgermanische, lange Zeit tief im Volksglauben verwurzelte Gestalt der Großen Göttin, die später mehr und mehr zu einer eher dämonischen Herrin des Wetters und des Haushalts wurde. Frau Holle, Frau Ellhorn oder die Hollermutter befindet sich gleichzeitig als Hüterin der Seelen im lichtdurchfluteten Erdinnern wie auch als Gebieterin über die Natur in einem himmlischen Land mit goldenen Äpfeln und wogenden Wiesen. An der Schwelle zwischen Leben und Tod wächst der ihr zugeeignete Holunder *(Sambucus nigra)*, in dessen duftenden weißen Blüten und schwarzen Früchten sich Geben und Strafen, Himmel und Unterwelt der Frau Holle, der holden Gnädigen spiegeln.

In allen Kulturen finden sich ähnliche Beispiele für übernatürliche Mächte, die Fruchtbarkeit bringen, das Grün der Erde wachsen lassen und die als Frauengestalten versinnbildlicht werden. Oft wird der komplexe Bereich der Naturkräfte unter der Allherrschaft einer omnipotenten Großen Mutter an untergeordnete Patronate aufgeteilt. Bei den Römern etwa wurde Flora, bei den Germanen Nanna als Göttin der Blumen und Blüten verehrt. Mit fortschreitenden Kenntnissen der Menschen über die vielschichtigen

> Vor dem Holunder *(Sambucus)* muß man den Hut ziehen, heißt es in einer alten Bauernweisheit. Das kommt wohl daher, weil die Pflanze als „Apotheke der Bauern" bei vielerlei Beschwerden angewendet wird.

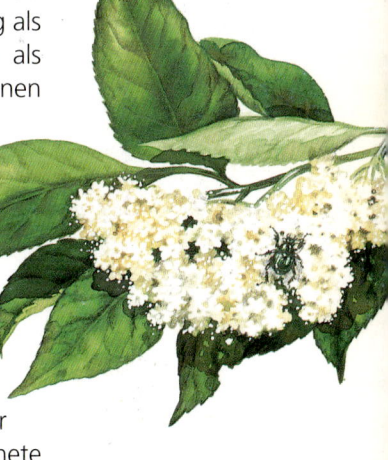

Holunder

Kräfte der Pflanzen stellte man dann sogar Gottheiten über bestimmte Eigenschaften. So war Hygieia die griechische Göttin der Heilkräuter und Brigit die keltische Göttin der Fruchtbarkeit und Pflanzenheilkraft. Im alten Rom wandte sich Bona Dea, die Gute Göttin, in deren Tempel Priesterinnen Heilgewächse hegten, allein den Frauen zu.

Mutter und Madonna

Maria, umrahmt von Rosen, symbolisiert Reinheit und Jungfräulichkeit. Gemälde von Simon Saint-Jean (1850)

Mit der Christianisierung wurden all diese Mutter- und Pflanzengöttinnen mehr und mehr verdrängt. Man sah ihre Verehrung als gotteslästerlich an und ächtete die Kulte um diese allmächtigen Naturgottheiten als Heidentum. Doch das tief verwurzelte Vertrauen in eine gütige Natur, die alles Leben spendet, ließ sich nie aus den

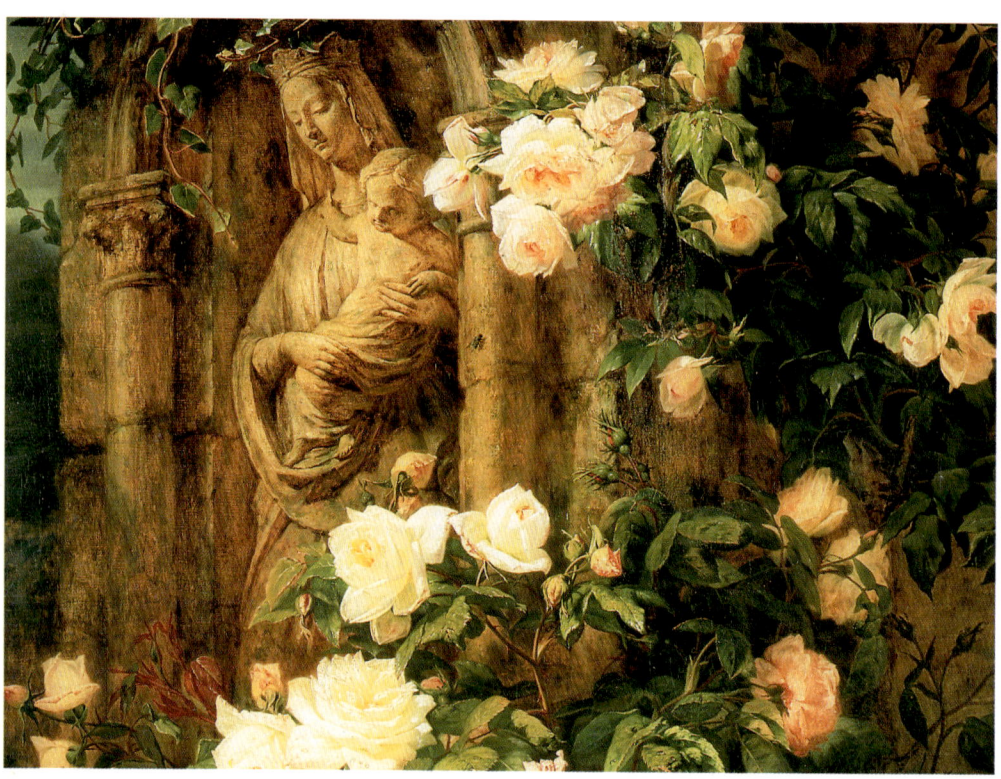

Herzen der Menschen vertreiben. Die Verehrung übertrug sich teilweise auf Maria, die Mutter Gottes, die insbesondere den Frauen zur Schutzherrin wurde und – selbst Frau und Mutter – auch zur Patronin der Fruchtbarkeit. Daß die Bande zwischen Frauen und Pflanzen in den Jahrtausenden schier unzertrennbar geworden waren, teilt sich nicht zuletzt in unzähligen Legenden mit, in denen jetzt Maria eine besondere Hinwendung zu Blumen und Kräutern bescheinigt wird. Allerdings übernimmt Maria die Rolle einer Mittlerin, mit dem Ziel, menschliches Wissen um Pflanzen einer göttlichen Ordnung einzuverleiben und nicht wie die Große Göttin das Wissen den Menschen zu geben.

Maria verkörperte im ambivalenten Frauenbild des Christentums die keusche, untadelige Magd, der sich die Natur von ihrer reinen, wohltätigen Seite zeigt. Im Gegensatz zu ihr stand Eva, das verführerische, sündhafte Weib, das den Apfel als verwerfliches Mittel benutzt. Pflanzen, in denen sich Reinheit, Jungfräulichkeit, Demut und mütterliche Liebe symbolhaft finden ließen, wurden denn auch zu Attributen Marias gekürt. So etwa die strahlende, unbefleckte, reinweiß blühende Madonnenlilie *(Lilium candidum)*, die Symbolpflanze der vorhellenistischen Muttergöttin Hera. Oder die königliche Rose *(Rosa)*, einstmals allen Göttinnen der Liebe geweiht, das bescheidene Veilchen *(Viola)* der Kybele und Persephone, das sich gottergeben unter zum Himmel strebende Äste duckt, das unschuldige Gänseblümchen *(Bellis)* der Freyja, das abends fürsorglich seine Strahlenblüten über das goldene Körbchen neigt und deshalb auch Marienkrönchen heißt. Ob man es wohl für Zufall halten soll, daß diese Gewächse Muttergöttinnen zugeordnet waren? Nur allzu einfach läßt sich die Schlüsselblume, mit der sich einst Freyjas Himmel der Seligkeiten öffnete und Hekates Zaubergarten verschloß, als Marias Schlüssel zum Himmel der Christen umdeuten.

Unter dem Mantel christlicher Symbolik behielten unzählige Pflanzen ihre Bedeutung im Volk. Die in den Gewächsen schlummernden Kräfte der Großen Mutter konnten unbehelligt von klerikaler Verdammnis weiterleben, selbst der uralte Glaube an die Naturmächte blieb so in gewisser Weise existent. Allegorien breiteten sogar einen Schleier über solche Pflanzen, die eigentlich als „Evas Gewächse" galten. Beispielsweise war die Erdbeere *(Fragaria)* immer ein Sinnbild der

Rote Rosen gelten noch immer als Inbegriff der Liebe. Doch auch als Emblem der Mutter Gottes hat die Rose bis heute nichts von ihrer sinnlichen Ausstrahlungskraft verloren, in der sich die Göttin der Liebe verbirgt.

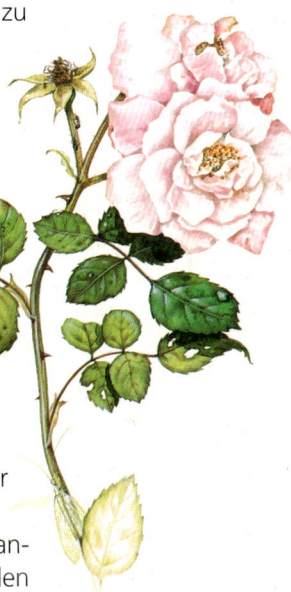

Rose

Verlockung und Lust, denn sie stand in enger Beziehung zu Fruchtbarkeits- und Liebesgöttinnen. Doch ihre unschuldig weißen Blüten, ihre gleichzeitig reifenden Früchte verhalfen ihr zum Vergleich mit jungfräulicher Mutterschaft und ließen sie zur Marienpflanze werden.

Die Akelei *(Aquilegia)* galt wegen ihrer steifen Blütensporne als Aphrodisiakum für Männer und war Attribut von Freyja und Venus, für die Liebe zuständige Göttinnen. Die Blütenkrone erinnert aber auch an fünf im Kreis beieinandersitzende Täubchen, die Taube wiederum steht für die Unschuld Marias. Im Querschnitt ergibt die fünfteilige Blüte darüber hinaus ein Pentagramm, den fünfzackigen Stern der Magie, weshalb man die Akelei zur Abwehr von Dämonen verwendete. Mit ihren demütig nickenden Blumen und drei mal drei mal drei geteilten Blättern symbolisiert die anmutige Pflanze ebenso ergebene Anbetung und Dreifaltigkeit, man nannte sie früher unter anderem Handschuh unserer lieben Frau. Zu christlichen Tugenden verklärt, ließ sich die in der Akelei wohnende sinnliche Kraft der Großen Göttin weiterhin genießen. Noch lange rührte man die Samen der Pflanze in Liebestränke und erotisierende Salben.

Rosmarin

Marienpflanzen – Frauenpflanzen

So manche Pflanze, die den Frauen in irgendeiner Weise dienlich war, wurde der Gottesmutter Maria, der Schutzherrin der Frauen, zugesprochen – selbst wenn sich vordergründig keine stimmige Symbolik finden ließ. Dann rankte der Volksmund nicht selten eine Geschichte um Maria und das Gewächs, um die Beziehung anschaulich zu machen. Auf der Flucht nach Ägypten suchte Maria angeblich einst Zuflucht, die ihr allein ein Rosmarinstrauch *(Rosmarinus officinalis)* gewährte. Zum Dank breitete sie ihren im Blau des Himmelszelts gefärbten Mantel über den Busch, und seitdem tragen die ursprünglich weißen Blüten einen zartblauen Hauch. Rechtfertigt eine solche Zuwendung nicht den Gebrauch des Rosmarins bei der Hochzeit, wo er den Bräutigam an stete Treue und Hingabe erinnern soll? Und darf nicht ein Kraut, das so hoch in Mariens Gunst steht, von den Frauen als zyklusanregendes und sogar luststeigerndes Mittel verwendet werden? Seit alters von Frauen vorwiegend für ihr Wohlbefinden und zu ihrer Heilung eingesetzte Pflanzen erhielten bisweilen ganz einfach eine Namensänderung zu Ehren Marias: So wurde der Frauenmantel *(Alchemilla xanthochlora)* etwa zum Marienmantel oder Muttergottesmantel, der Andorn *(Marrubium vulgare)* zur Mariennessel, der Rainfarn *(Tanacetum vulgare)* zur Muttergottesrute und die Minze *(Mentha)* zur Marienminze.

Eine ganze Gruppe von Kräutern ist als Marienbettstroh, Muttergottesstroh oder Liebfrauenstroh versammelt: Arten wie Echtes Labkraut *(Galium verum)*, Johanniskraut *(Hypericum perforatum)*, Quendel *(Thymus serpyllum)*, Dost *(Origanum vulgare)*, Leinkraut *(Linaria vulgaris)*, Weidenröschen *(Epilobium angustifolium)* und weitere wurden Frauen bei der Entbindung untergelegt. Nach dem Vorbild der Muttergöttin, die sich selbst und ihr Kind auf aromatische Pflanzen bettete, sollten diese sehr stark duftenden Kräuter die Energie der Natur auf Mutter und Neugeborenes übertragen. Tatsächlich wirken ihre Aromen entspannend und antiseptisch. Die Kräuter der Freyja wurden dann schnell zu Kräutern der Maria, auf die sie in der Krippe das Jesuskind legte. Das Echte Labkraut soll der Legende zufolge sogar erst dadurch seine goldene Blütenfarbe bekommen haben.

Quendel

Hexenzauber und Zauberkräuter

Die wahrscheinlich stärksten, aber auch undurchsichtigsten Bande zwischen Frauen und Pflanzen werden geknüpft, wenn Hexerei im Bunde ist. Hexen hat es immer gegeben, mit guten oder bösen Absichten, mit hilfreichem, wohltätigem oder mit schädlichem, unheilbringendem Wirken, bewandert in weiser oder schwarzer Magie. Ihre Fähigkeiten schöpfen Hexen aus den Kräften der Natur, in der Hauptsache gibt ihnen die Pflanzenwelt das nötige Rüstzeug zur Ausübung ihrer Zunft.

Manche Frauen verstehen es in unnachahmlicher Weise, durch Intuition, durch Lauschen in die Natur, durch penibles Beobachten und Ausprobieren, durch Lernen und Erfahrung den Zauber der Pflanzen wesentlich tiefreichender als üblich zu ergründen. Damit verfügen sie über eine Macht, die sie in die Nähe des Übernatürlichen rückt und somit verdächtig erscheinen läßt. Hexen haben einen denkbar schlechten Ruf, weil man sich ihre Fähigkeiten einfach nicht erklären kann und diese kurzerhand für teuflisch befindet. Doch im Grunde kennen solche Frauen neben den angenehmen, verherrlichten Eigenschaften eben zugleich die dunklen, gefährlichen Seiten der Pflanzen.

Im Gegensatz zu den reinen, heilbringenden Marienpflanzen stehen daher die sogenannten Hexenkräuter. Oft zu Unrecht, denn man ordnet den Hexen in erster Linie solche Pflanzen zu, die wegen ihrer berauschenden oder giftigen Stoffe, wegen ihres ungewöhnlichen Aussehens oder eines anderen hervorstechenden Merkmals auffallen, also nach primitiver Anschauung „böse" Gewächse sind. In vorchristlichen Zeiten waren Hexenkräuter dagegen vor allem heilende Pflanzen, mit denen die weisen Frauen innere und äußere Natur in Einklang brachten, magische Fäden zwischen göttlicher und menschlicher Ebene sponnen.

Die wichtigste Gruppe der Hexenkräuter bilden Giftpflanzen wie Tollkirsche *(Atropa bella-donna)*, Bilsenkraut *(Hyoscyamus niger)* und Herbstzeitlose *(Colchicum autumnale)*. Die wohlwollende Muttergöttin schützte die Menschen noch vor dem Verhängnis, das solche Gewächse bringen können, so hielt etwa Hekate ihre Giftpflanzen hinter unüberwindlichen Mauern verborgen. Mit dem Wandel ihres gütigen Bildes zu einer dunklen, unheilschwangeren Gestalt schrieb man dann ihren Dienerinnen zu, mit solch gefährlichen Kräutern dem lebensspendenden Prinzip entgegenzuwirken.

Zu Hexenkräutern schlechthin werden einige dieser Gewächse auch, weil sie psychoaktive Drogen enthalten, also das Bewußtsein erweitern und in Trance führen. Die Mistel *(Viscum album)*, die ohne Erde zu einem Hexennest wachsen kann, widerspricht ebenfalls dem üblichen Bild vom Gedeihen. Widernatürlich verhält sich auch die Waldrebe *(Clematis vitalba)*, die wie Hexenzwirn andere Pflanzen überwuchert, ebenso das Klebkraut *(Galium aparine)*, das als Hexengarn an allem haftenbleibt.

Zauberische Kräfte entlocken Hexen solchen Pflanzen, mit denen sie auf das Leben und Schicksal der Menschen einwirken, als da wä-

Herbstzeitlose

ren Aphrodisiaka, Verhütungsmittel, Mittel zur Abtreibung und verjüngende Elixiere. Ebenso gelten Gewächse, mit denen andere verhext und die zu verwerflichen Zwecken eingesetzt werden können, als Hexenkräuter.

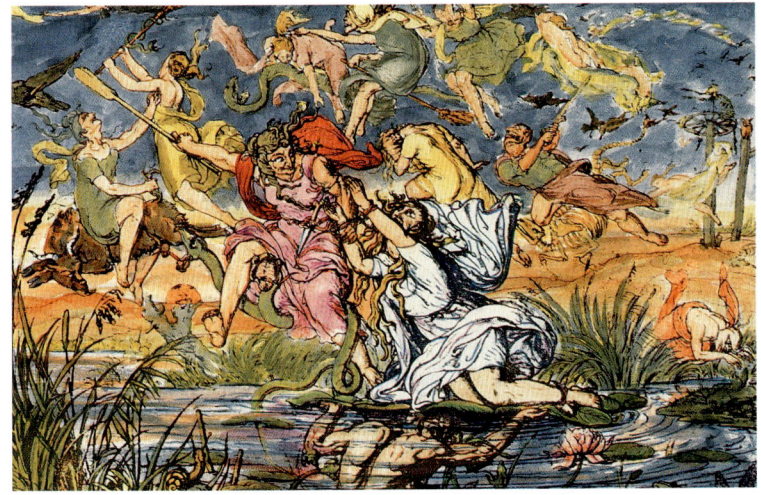

Hexen schöpften ihre Fähigkeiten stets aus den Kräften der Natur. Hexenritt von Robert Müller (19. Jh.) aus der Folge „Die Walpurgisnacht".

Kräuter in Tradition und Brauchtum

Mehr als man denkt, haben sich viele der uralten Bräuche und Riten, die zu Ehren einer Großen Mutter zelebriert wurden, bis in die moderne Zeit erhalten, auch wenn deren eigentliche Bedeutung heute kaum mehr geläufig ist. Insbesondere in ländlichen Gebieten werden – nicht selten vornehmlich von Frauen – noch viele Traditionen gepflegt, die ihre Entstehung einem innigen Glauben und einer inbrünstigen Verehrung der Naturmacht verdanken. Und wie könnte es anders sein, als daß Pflanzen dabei eine gewichtige, wenn nicht sogar die zentrale Rolle spielen, wie nur einige Beispiele aufzeigen sollen:
• Mit dem Frühling begrüßt man die wiedererwachende Vegetation und erbittet die Gunst der Natur. Zu Ehren der Großen Göttin wurde das erste frische Grün, Frühlingsblumen und zart sprießende Zweige, dargebracht, was sich bis heute im Palmbuschen zu Palmsonntag erhalten hat.

• Am Gründonnerstag bereitet die Mutter in vielen Familien eine grüne Speise, die Gründonnerstagssuppe oder das Gründonnerstagsgemüse zu. Mit dem Grün nimmt man die Kraft des Frühjahrs, des Wachsens in sich auf.

• Maibuschen, Maibäume, Pfingstmaien aus Birken *(Betula)* stellen im ursprünglichen Sinn Huldigungen an die Große Göttin dar, die Lebenskraft spenden und Lebensfeindliches vertreiben sollen.

• Das wilde Treiben in der Nacht zum ersten Maitag, der Walpurgisnacht, läßt sich als Abbild der Fruchtbarkeitsriten früherer Völker deuten. Vormals verstand man es als Ehrung der Natur, daß sich vor allem junge, blumengeschmückte Frauen und Männer in der Ackerfurche paarten. Mit dem Liebesakt sollte gleichsam der Erdboden befruchtet werden. Später wurde dies als heidnisches, frevelhaftes Verhalten ausgelegt, dem nur böse Hexen nachgingen.

Beifuß

• Zur Sommersonnenwende, in alten Zeiten einer der bedeutendsten Termine im Jahreslauf, stimmten die Lichtfülle des nun am höchsten stehenden Mittagsgestirns und die an Früchten hochschwangere Natur die Menschen freudig wie selten. Damals wie heute entzündet man Johannisfeuer und gürtet sich mit Kräutern wie Beifuß *(Artemisia vulgaris)* und Eisenkraut *(Verbena officinalis)*. Das Feuer symbolisiert die reinigende Kraft, die Kräuter repräsentieren die Mächtigen der Natur.

• Ein uraltes Kultfest war wahrscheinlich auch der Vorläufer des christlichen Feiertags Mariä Himmelfahrt am 15. August, nämlich ein Erntedankfest der Frauen. Sie sammelten die zu dieser Zeit besonders sonnendurchfluteten, inhaltsschweren Kräuter und weihten sie der Göttin. Diesen Charakter hat der Tag noch heute, nur daß die Frauen die Kräuter unter der Schirmherrschaft Mariens zur Weihe bringen. Man nennt das Fest auch „Unserer Frauen Würzweih" oder „Büschelfrauentag". Je nach

Region fallen die Vorschriften für das Binden der Kräuter- oder Weihbüschel sehr verschieden aus, es variieren die Anzahl wie auch die Arten der zu verwendenden Kräuter. In der Mitte soll oft eine Königskerze *(Verbascum)* aufragen, als Sinnbild für die Himmelskönigin. Um sie herum reihen sich vor allem Heilpflanzen wie Kamille *(Chamomilla recutita)*, Frauenmantel *(Alchemilla xanthochlora)*, Melisse *(Melissa officinalis)*, Schafgarbe *(Achillea millefolium)*, Arnika *(Arnica montana)* und Johanniskraut *(Hypericum perforatum)*. Diese gemäß altem Verständnis den Muttergöttinnen geweihten Kräuter gelten dann als besonders heilkräftig.

Der alte Brauch, sich zu festlichen Gelegenheiten einen grünen Zweig anzustecken, leitet sich aus dem archaischen Glauben her, daß sich dadurch die eigene Sphäre mit den Schwingungen der Natur in Einklang bringen lasse, um Unheil und böse Geister abzuhalten. Traditionell schmückt man Revers oder Ausschnitt zur Taufe, Kommunion, Konfirmation und Hochzeit mit **Rosmarin** *(Rosmarinus officinalis)*, **Raute** *(Ruta graveolens)* **oder Myrte** *(Myrtus communis)*.

Kamille

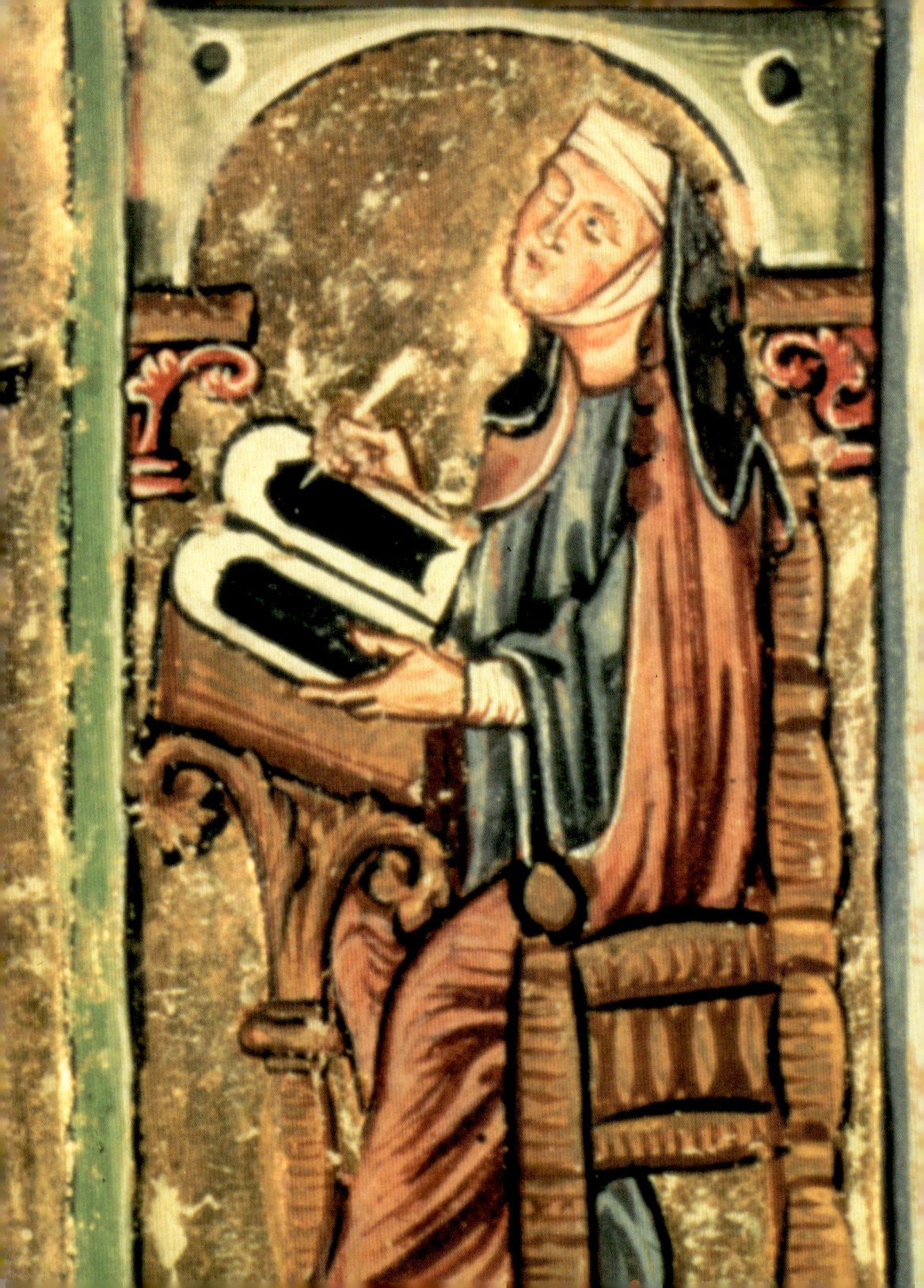

Frauenwissen um Kräuterkräfte

Von der Intuition zum wissenschaftlichen Beleg

Ohne die Pflanzen wäre tierisches und menschliches Leben auf der Erde unmöglich. Als „Mutter" in reinster Ausprägung erfüllt die Natur jedoch nicht allein die elementaren Bedürfnisse ihrer „Kinder", sondern sorgt auch für deren Wohlbefinden. Aus den unerschöpflichen Taschen ihres Pflanzengewands stillt sie den Hunger nach Luft und Nahrung, löscht sie den Durst nach körperlicher und seelischer Wärme – in Form ungezählter Wirkstoffe in den Gewächsen, anhand betörender Düfte und schillernder Farben.

Diese mütterliche Zuwendung der Natur wird allen Menschen zuteil. Wie intensiv man die Gaben annehmen kann, liegt an einem selbst, an der eigenen Fähigkeit, sich für diese zu öffnen. Fraglos entflicht sich das Gewebe des grünen Kleids am weitesten für das weibliche Geschlecht, dem der mütterliche Aspekt der Natur besonders vertraut ist. Im Bestreben, das eigene Leben wie das der anderen zu erhalten, haben Frauen sich von Anbeginn der Menschheitsgeschichte mit der Pflanzenwelt auseinandergesetzt und dabei die erstaunlichen Wirkungen erfahren, mit denen die Gewächse ausgestattet sind.

Es war wohl ein starkes Urvertrauen in die Natur und ihre Mächte, das Frauen intuitiv in vielen Pflanzen besondere Kräfte finden ließ, die über das reine Sättigen hinausgingen. Da Gesundheit das höchste Gut des Lebens ist, suchten Frauen die Hilfe der Großen Mutter, um Übel von sich und den Ihren abzuwehren, um Verletzungen zu kurieren, Erkrankungen zu lindern und die Genesung voranzutreiben. Sie fanden diese Hilfe in Pflanzen, die ihnen in einem sakralen Licht erschienen, weil sie neben dem Hunger noch Krankheit vertreiben konnten.

Die heilsamen Wirkungen in der Pflanzenwelt spielen denn auch die bedeutendste Rolle bei der Erforschung der grünen Gewächse durch die Frauen. Immerhin war die Pflanzenheilkunde bis in das 17. Jahrhundert die wichtigste Methodik zur Gesunderhaltung der Menschheit. Und dem weiblichen Geschlecht ist seit jeher die Pflege von Kranken, die Betreuung von Verwundeten sowie Hilfestellung bei

„Volksmedizin und wissenschaftliche Heilkunde sind als Mutter und Tochter von den Urzeiten der Menschheit her bis auf den heutigen Tag unzertrennlich miteinander verbunden..."
Paul Diepgen, „Geschichte der Medizin" (1949)

Bild links: Hildegard von Bingen befaßte sich intensiv mit den Heilkräften der Natur und lieferte detaillierte Beschreibungen von fast 500 Pflanzen. Illustration „Vision der hl. Hildegard" (um 1230)

der Geburt unterstellt, wenn die Frauen auch zeitweise aus diesen urweiblichen Bereichen herausgedrängt worden sind. Aus Intuition und Vermutung über Kräuterkräfte wurden mit der Zeit Erfahrung und Sicherheit, teilweise Aberglauben, und bisweilen wurden auch Irrtümer weitergegeben. Zu imaginären Ansichten mischten sich nach und nach rationale Erkenntnisse, als wissenschaftliche Untersuchungen viele der bis dahin noch unerklärlichen Wirkungsweisen logisch begründeten.

Nicht erst mit der vernunftmäßigen und der materiell meßbaren Erforschung der Pflanzen und ihrer Wirkungen blieben viele Aspekte auf der Strecke, auch die vorherrschende kulturelle Anschauung drängte manches in Vergessenheit. Pflanzenkräfte, auf welche die Menschheit seit Urzeiten vertraute, die sich aber bis heute nicht eindeutig belegen lassen, wurden abgelehnt und als Einbildung abgetan. Doch sollte man sich vor Augen halten, daß trotz des enormen wissenschaftlichen Fortschritts die Vegetation noch immer nicht völlig erforscht und bei den bekannten Arten erst ein Bruchteil ihrer Inhaltsstoffe analysiert ist – bei diesen wiederum wurden längst nicht sämtliche Auswirkungen auf den menschlichen Körper ergründet.

Zwischen den Disziplinen, die sich mit Pflanzen, vor allem Pflanzenheilkräften befassen, gab und gibt es darüber hinaus immer Unterschiede in den Ansichten. So gilt etwa der Frauenmantel *(Alchemilla xanthochlora)* in der Volksmedizin als überaus hilfreich gegen allerlei Frauenleiden, auch die Homöopathie setzt ihn dementsprechend ein, während die strenge Schulmedizin das Kraut höchstens zur Unterstützung einer Therapie bei Magen-Darm-Störungen empfiehlt. In der medizinischen Astrologie wird der Frauenmantel vom Planeten Venus beherrscht, wirkt demnach lindernd, beruhigend und reinigend auf die weiblichen Geschlechtsorgane. Andere bescheinigen dem Kraut eine Wirkung auf Stirn- und Sexual-Chakra (Chakra: Zentrum im Energiefeld, das den physischen Körper umgibt und wo verschiedene Krankheiten gesehen werden können, bevor sie sich im Körper manifestieren): Es soll unter anderem klares Denken, Stärke und Kreativität fördern. Es obliegt letztlich jedem einzelnen zu entscheiden, was er von all diesem Wissen glaubt und für sich nutzen

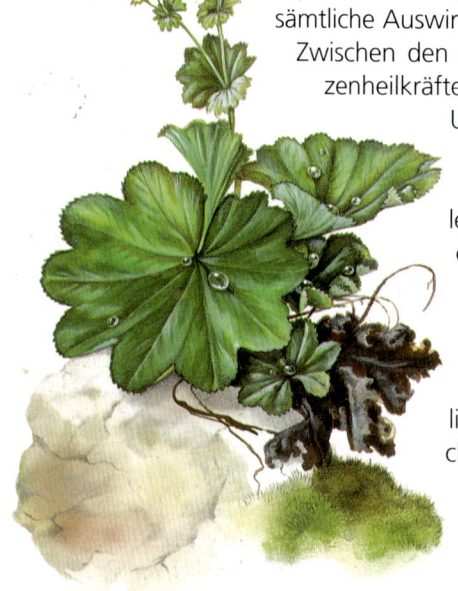

Frauenmantel

will. Unbestritten bleibt, daß Pflanzen mit ihren vielschichtigen Fähigkeiten nach wie vor einen außerordentlichen Beitrag für das menschliche Leben leisten – zur Ernährung sowie für die körperliche und die seelische Gesundheit.

Kräuterwissen im Lauf der Geschichte

Der Wissensschatz, den die Frauen über Kräuter und deren Wirkungsweisen im Verlauf mehrerer Jahrtausende ansammelten, ist immens. Das Spektrum an Kenntnissen hat sich während der Zeiten immer wieder verschoben, durch Veränderungen in den Kulturen und deren Denkweisen wurden Teile davon verschüttet, später wieder entdeckt, andere gingen verloren, dafür kamen neue hinzu. Selbst die jüngste Vergangenheit spiegelt dies wider.

Durch einen felsenfesten, in mancher Hinsicht sogar exzessiven Glauben an den technischen und medizinischen Fortschritt wurden altbewährte Heilkräuter durch chemische Präparate verdrängt, obwohl Generationen von Frauen vorzügliche Erfahrungen mit den Medizinstoffen von Mutter Natur gemacht und darauf vertraut hatten. Nur ein Beispiel: In der Annahme, daß Baldrian *(Valeriana officinalis)* durch seinen eigentümlichen Geruch lediglich eine Beruhigung suggeriere, ersetzte man ihn vermehrt durch künstlich hergestellte Sedativa. Die Forschung hat jedoch inzwischen bewiesen, daß Baldrian dank der einzigartigen Zusammensetzung von Inhaltsstoffen tatsächlich beruhigend wirkt und außerdem bei angemessenem Gebrauch keine unerwünschten Nebenwirkungen zeigt, wie dies nicht selten bei den chemischen Ersatzstoffen der Fall ist. Aufkeimende Zweifel an der Unfehlbarkeit der Wissenschaft und das zunehmende Mißtrauen gegenüber einem Fortschritt, der den Menschen immer mehr hintanstellt, fördern seit einiger Zeit wieder das Vertrauen in althergebrachte Naturheilmittel. Daher gehören Baldriantropfen wie so viele andere Kräuter heute zur Grundausstattung zahlreicher Hausapotheken.

Wie im Fall des Baldrians wurde während langer Zeitspannen und bis in die Neuzeit alles Wissen der Frauen über Kräuter ausschließlich mündlich weitergegeben, dabei sicherlich auch verändert. Selbst als

Baldrian

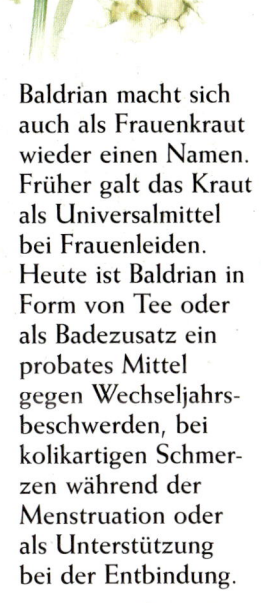

Baldrian macht sich auch als Frauenkraut wieder einen Namen. Früher galt das Kraut als Universalmittel bei Frauenleiden. Heute ist Baldrian in Form von Tee oder als Badezusatz ein probates Mittel gegen Wechseljahrsbeschwerden, bei kolikartigen Schmerzen während der Menstruation oder als Unterstützung bei der Entbindung.

> Ovid läßt in seinen „Metamorphosen" (VII, 196) Medea in einem Gebet zu Hekate sprechen: „Erde, die du die Magier versiehst mit den wirkenden Kräutern..."

mit dem Altertum die schriftliche Niederlegung der Einsichten begann und mit den Jahrhunderten immer mehr an Ausmaß und Gewicht gewann, blieb den Frauen der Weg zur Aufzeichnung ihrer Kenntnisse weitgehend versperrt, da sie oft weder lesen noch schreiben konnten. Überdies durften sie lange Zeit kein Latein lernen, die Sprache der Gelehrten. Trotzdem finden sich historische Hinweise und Belege über Frauen, die sich intensiv mit Kräutern auseinandergesetzt haben, vorwiegend auf dem Gebiet der Pflanzenheilkunde. Doch die Stimmen der Frauen lassen sich nur sehr selten direkt vernehmen. Ihr Wissen und ihre Ansichten sind in erster Linie durch männliche Schreibfedern zu Papier gebracht worden, in den wenigsten Fällen authentisch, viel häufiger verändert und verfälscht, bisweilen auch gekennzeichnet durch Ignoranz, Unverständnis oder gar Verachtung weiblicher Belange. Ebenso blieben Frauen die meiste Zeit von der wissenschaftlichen Forschung ausgeschlossen, so daß es ihnen kaum möglich war, ihr Wissen auf diesem Niveau zu bestätigen und zu erweitern.

> Heilige Blume der Isis war die Blaue Lotosblume (*Nymphaea caerulea*). Ihre phantastische Blüte symbolisiert den mütterlichen Schoß, aus dem Götter geboren werden. Ebenso verehrte man *Nymphaea lotus*, die Braut des Nils, als Sinnbild des sich immer wieder erneuernden Lebens, denn die Pflanze lieferte dem Volk reichliche Nahrung.

Das intuitive Verständnis der Frauen für die Natur, ihre innige Bindung an Mutter Erde weckte in den Männern um so stärkeren Argwohn, als sie selbst sich durch kulturellen und wissenschaftlichen Aufschwung mehr und mehr aus der rätselhaften Sphäre der unmittelbaren Naturkräfte entfernten. Aus ehrfürchtigem Respekt vor dem Vermögen der Frauen, die mystischen Schleier zwischen wirklicher und übersinnlicher Welt lüften zu können, entwickelte sich Furcht, schließlich Verachtung und Hohn. Die Männer verwehrten den Frauen, ihr Wissen zu mehren und weiterzugeben, um die obskuren Bande zwischen Frauen und Natur zu zerreißen und ihnen ihre Macht über das Leben zu nehmen.

Doch trotz alledem zieht sich die Affinität, die Frauen schon immer zur Pflanzenwelt hatten, wie ein grüner Faden durch die Epochen bis in die heutigen Tage – mal hauchzart wie eine Spinnwebe, mal dick wie ein Tau, teils unsichtbar in den Nebeln der Geschichte verborgen, teils das Zeitgeschehen deutlich umschlingend, ja sogar tragisch einschnürend wie in den Phasen, da man Frauen wegen ihres Pflanzenwissens verfolgte. Selbst wissenschaftlich aufgeklärte und weitgehend rational handelnde moderne Frauen entziehen sich häufig nicht den Ratschlägen ihrer Ahninnen – etwa wenn sie sich der Gaben der Natur zu medizinischen, geistig-seelischen oder zu kosmetischen Zwecken bedienen. Und was schon die Altvorderen wußten, daß

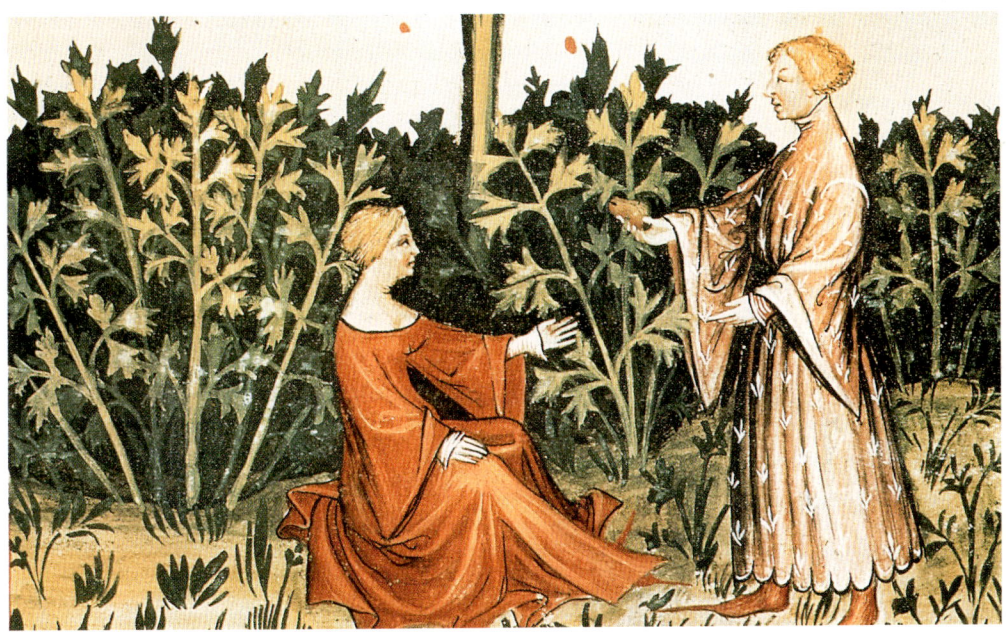

Schon sehr früh gehörte die Beschaffung der Pflanzennahrung zu den Aufgaben der Frauen. Italienische Buchmalerei aus dem sog. Hausbuch der Cerruti (14. Jh.), Buchillustration „Liebstöckel"

nämlich Kräuter viele Tätigkeiten des Alltags erleichtern können, schlägt sich neuerdings in vielen Haushaltsprodukten nieder: So werden beispielsweise Spülmittel zunehmend mit pflanzlichen Tensiden angereichert.

Bedeutung der Kräuter in vorgeschichtlicher Zeit

Bevor die Menschen begannen, ihre Geschichte niederzuschreiben, lebten sie aufs engste in die Natur eingebunden. Schon zu Zeiten der Neandertaler sammelten sie die tägliche Nahrung in ihrer unmittelbaren Umgebung, entnahmen sie der reichhaltigen Vegetation. Viele archäologische Erkenntnisse ergaben, daß die Beschaffung der Pflanzennahrung Aufgabe der Frauen war. Diese müssen über ein ungeheures botanisches Wissen verfügt haben, um aus all der Fülle von Kräutern, Sträuchern und Bäumen über das Jahr hinweg stets die besten und richtigen zu finden. Ein Brei aus Körnern, Beeren, Wurzeln und Blättern füllte die Mägen Tag für Tag, während Fleisch nur ab und an für Energie sorgte, wenn den Männern Jagdglück beschert

Viele wissenschaftliche Pflanzennamen zeugen noch heute davon, welche mythische Bedeutung Pflanzen in den alten Kulturen hatten. Die botanische Bezeichnung *Aristolochia* für die Osterluzei leitet sich zum Beispiel ab von Aristaios, der Göttin der Geburt, und Lochea (übersetzt: die vom Kindbett), ein anderer Name der Artemis. Die Osterluzei war lange Zeit ein Kraut für die Gebärmutter, nicht zuletzt wegen der Ähnlichkeit ihrer Blüten mit dem Uterus.

gewesen war. Zum Würzen der Speisen dienten geschmacksintensive Kräuter, wilde Zwiebeln und herbe Früchte. Kurzum – die Frauen prähistorischer Zeit verstanden es, den Pflanzen alles abzugewinnen, was man zum Leben brauchte.

Dank ihres besonderen Gespürs für die Gewächse konnten Frauen natürlich auch die verborgenen Kräfte so mancher Pflanzen nutzen, um Verletzungen und Krankheiten zu heilen. Diese außergewöhnliche Begabung, den Geschenken von Mutter Erde unerklärliche, übernatürliche Wirkungen zu entlocken, wurde zur Wurzel des femininen Mythos vom Heilen. Doch sah man bald nicht mehr allein die lichterfüllten, positiven Seiten des Mythos, sondern die Triebkräfte Zweifel oder Mißgunst entdeckten auch dunkle, ominöse, ja gar boshafte Hintergründe.

Kräuter und Mythen

Schon aus der frühen Altsteinzeit, also vor nahezu einer Million Jahren, kennt man Figurinen mit einer teils übertrieben weiblichen Prägung, die als Reliquien Zeugnis ablegen von einer Religion um eine allmächtige Muttergottheit und einer geheiligten Verbindung von Frau und Natur. Frauen waren dabei die Mittler zwischen weltlicher und göttlicher Ebene, die Pflanzen ihre Schlüssel zu den Toren zwischen den Welten. Eine solche Glaubensweise setzt sich bis weit in die Antike hinein fort, die Urvorstellungen spiegeln sich in den Mythen dieser Zeit vielfach wider. Aus den Muttergottheiten, die ursprünglich Gutes wie Böses in sich vereinten, filterten die Menschen nach und nach die dunklen Mächte heraus und personifizierten diese in eigenen Gottheiten. In diesen manifestierten sich dann auch die Ängste vor der unbegreiflichen Verbindung von Frau und Natur.

So berichten etwa die griechischen Mythen von Medea, der Tochter des Königs von Kolchis, deren göttliche Macht in der Kenntnis unzähliger zauberkräftiger Kräuter, vor allem Giftpflanzen mit berauschender Wirkung, bestand. In ihrem Garten wuchsen unter anderem Rauten, Rosmarin und Beifuß, wichtige Kräuter der Antike für verschiedene Frauenleiden. Ähnlich wie Circe, eine ebenfalls in Kräuterkunde äußerst beschlagene Gestalt aus der „Odyssee", wird sie häufig als Hexe des Altertums dargestellt. Noch drastischer findet sich die Dämonisierung der weiblichen Pflanzenverbundenheit in Lilit, wie es das „Gilgamesch-Epos", die bedeutendste Dichtung des alten Orients, erzählt. Lilit war die erste Frau Adams und eine liebestolle Hexe, die in einem Weidenbaum in der Heide wohnte. Die Weide *(Salix)* galt in der Antike als empfängnisverhütendes Mittel. Lilit wurde später zum Sinnbild für unfruchtbare Erde, in ihr vereinten sich alle negativen Vorstellungen der Natur und der Weiblichkeit.

Frauen und Kräuter in der Antike

Mit die ältesten Überlieferungen der Heilkunst mit Kräutern stammen von den alten Kulturen Mesopotamiens oder des Zweistromlands, etwa aus der Zeit 5000 bis 2000 v. Chr. Die Priesterinnen der Großen Göttin Ishtar, Inanna, Astarte oder wie ihr Name auch lautete (siehe Seite 11), waren gleichzeitig auch die Kräuterkundigen, die göttliche Kraft über die Gewächse an die Sterblichen weiterreichten. Mit den Namen der Göttinnen bezeichnete man gleichzeitig auch Frauenkräuter, mit denen die Gottheiten über Fruchtbarkeit und Geburt herrschten. Ausgrabungen förderten Tontafeln zutage, auf denen eine Fülle von Kräuterrezepten vermerkt sind, sogar Destillierapparaturen zur Herstellung von Kräutermedizin hat man gefunden. Über viele Jahrhunderte galten Frauen als die Heilkundigen schlechthin, wobei die eine Gruppe die übernatürlichen Kräfte der Kräuter zu nutzen wußte und damit die geistig-seelischen Ursachen der Krankheiten behandelte, die andere Gruppe dagegen die Kräuterrezepturen herstellte und die körperlichen Symptome beeinflußte. Doch mit dem Aufstieg einer männlichen Gestalt zur obersten Gottheit und mit dem Wandel der gütigen Muttergöttin zu einer furchterregenden Schicksalsmacht verloren die Priesterinnen ihren reinen, heilbringenden Status und die Frauen ihre Anerkennung als Heilerinnen.

Um 2500 v. Chr. wird ein schriftlicher Beleg datiert, in dem erstmals von einer Ärztin die Rede ist. Merit Ptah aus Ägypten gilt als die erste geschichtlich verzeichnete Frau, die den Beruf der Ärztin ausübte. Überlieferungen aus dem alten Ägypten über Heilkräuter sind rar, weil Kräutermedizin von Priestern und Priesterinnen angewandt wurde, die ihr Ansehen als Halbgötter nicht durch schriftliche Weitergabe von Kenntnissen schmälern wollten. Immerhin hat man

Weide

Kosmetik mit Kräutern galt in der Antike als unverzichtbar. Ägypterinnen benutzten Lidstrich und Lippenstift aus Pflanzen, Kleopatra badete nicht nur in Eselsmilch, sondern auch in wohlriechendem Kräuterwasser, Griechinnen salbten jeden Körperteil mit einem anderen duftenden Kraut, Römerinnen pflegten ihre Haut mit einer Paste aus Erbsenmehl, Zwiebeln, Wein und Raute.

umfangreiche Sammlungen von Rezepten gefunden, etwa die Ebers-Papyrusrolle, die einen tiefen Einblick in die damalige Medizin erlaubt, oder aber die Kahun-Papyrusrolle, die sich speziell mit Frauen- und Kinderkrankheiten befaßt.

Im antiken Griechenland oblag die Heilkunst mit Kräutern ebenfalls lange Zeit den Frauen, die ihre Fähigkeiten wohlwollenden Göttinnen und deren Pflanzen verdankten. Helena, die Schöne, wird von mancher Seite als eine der wohl bedeutendsten Kräuterkundigen und Heilerinnen ihrer Zeit um 200 v. Chr. angesehen. Sie lernte bei Polydamna, einer ägyptischen Königin. Auch Pythia, Priesterin in Delphi, war Herrin über Kräuterrezepturen, -bäder und viele andere medizinische Therapien.

Obwohl auch die Frauen in der antiken griechischen Gesellschaft in ihrer Stellung mehr und mehr sanken, bis sie nahezu auf der Stufe von Sklaven standen, gaben sie ihr Wissen weiter. Nicht wenige dürften es in Büchern veröffentlicht haben, immerhin vermerkt beim berühmten Geschichtsschreiber Plinius (23-79 n. Chr.). Andere arbeiteten mit den Vätern der Medizin, zum Beispiel Aristoteles' Frau, und haben wohl einen erklecklichen Teil jener umfangreichen Werke mitverfaßt, die man Hippokrates (um 460 bis um 370 v. Chr.), Aristoteles (384-322 v. Chr.), Theophrast (372-287 v. Chr.) und Galen (um 131 bis um 201 n. Chr.) zuordnet. Ihre Erkenntnisse und Lehren blieben für viele Jahrhunderte richtungweisend. Insbesondere das vom griechischen Arzt Dioskurides (1. Jh. n. Chr.) hinterlassene Sammelwerk „De Materia medica" („Über Arzneipflanzen"), das mythische wie volkstümliche Kenntnisse über rund 500 Heilpflanzen vereint und vermutlich auf dem Wissen kräuterkundiger Frauen basiert, stellte den maßgeblichen Titel bis ins 15. Jahrhundert und darüber hinaus dar.

Auch aus dem alten Rom weiß man um Frauen, die in Kräuter- und Heilkunde überaus bewandert waren, etwa Oktavia, die erste Frau von Marcus Antonius. In ihrem Buch beschreibt sie häusliche Heilverfahren und nennt beispielsweise zur Behandlung von Schmerzen eine Salbe aus Gänsefett, Wein, Kardamom, Zimt, Rosenblättern und Lavendel.

Ebenso erzählt die Geschichte von verwerflichen Frauenzimmern, die ihr Kräuterwissen zu unheilvollen Zwecken ausgenutzt hätten. Sagae, oft als verabscheuungswürdige Weiber angesehen, stellten vor allem Mittel zur Abtreibung sowie Aphrodisiaka her, verwen-

> „Weißt du nicht, daß sie eine Hexe ist? Daß sie thessalische Zaubersprüche gelernt hat und den Mond herabbeten kann? Man sagt sogar, sie fliege bei Nacht."
> Lukian, „Hetärengespräche"

Rosmarin

deten etwa Rosmarin zu sexuell aufreizenden Einreibungen. Ihr Pendant finden diese römischen Frauen in den thessalischen und phrygischen Weibern, die in Griechenland wirkten. Doch in Wahrheit handelte es sich bei ihnen um Kräuter- und Wurzelfrauen, die ihre Kenntnisse dem gemeinen Volk zur Verfügung stellten, weil fortgeschrittene Medizin teuer und damit den oberen Schichten vorbehalten war.

Während rund um das Mittelmeer und in Vorderasien die Kulturen ihre Blütezeiten erlebten, schienen die übrigen europäischen Gebiete noch in steinzeitlichem Dämmer versunken. Germanen, Kelten und andere Völker hinterließen kaum schriftliche Aufzeichnungen. Doch ist bekannt, daß die Heilkunst auch bei ihnen vorwiegend von Frauen ausgeübt wurde, ihr Wirken aber nicht in dem Maß als übersinnlich angesehen wurde wie bei Sumerern, Ägyptern und Griechen. Vielmehr handelte es sich um praktisches Alltagswissen, das die Frauen dieser kriegerischen Völker vor allem beim Kurieren von Wunden anwandten. Von göttlicher Macht durchzogen waren allerdings solche Pflanzen, die Frauen bei der Kontaktaufnahme mit Überirdischem halfen, also oft berauschende Drogen. Es ist teilweise unklar, welche Kräuter im einzelnen geschätzt wurden und wie man sie benutzte. Mit ihrem Vordringen über die Alpen brachten die Römer die im mediterranen Raum gebräuchlichen Pflanzen und Methoden mit, ihre Erkenntnisse überfluteten und erstickten das ursprüngliche Wissen.

Mittelalterlicher Kräuterschatz

Das sich immer weiter ausbreitende Christentum setzte alles daran, alten „heidnischen" Glauben und damit verbundene Lebensweisen zu verbannen. Doch trotz kirchlicher Ächtung behielten vor allem Frauen ihren Glauben an die segensreichen Kräfte der alten Mutter- und Heilgöttinnen bei – wenn auch, wie schon erwähnt, unter dem himmlischen Mantel Marias verhüllt (siehe Seite 14 ff.) – und vertrauten weiter auf althergebrachte Kräuterrezepturen. In den Burgen des Adels hegten die herrschaftlichen Damen oft umfangreiche Kräuterapotheken, in den ärmlichen Dorfgemeinschaften wandte man sich an eine weise Frau oder Kräutermarie. Und nicht zuletzt die Kirche selbst erwies sich als Förderer der Kräuterheilung, indem Klöster Kräuteranbau und die Anwendung pflanzlicher Medizin betrieben.

Die Kelten ehrten Frauen, die dank einer besonderen Hellsichtigkeit heilende Kräfte der Natur entdecken und damit medizinisch wirksame Mittel finden konnten. Diese Frauen wurden Velleda genannt. Tacitus (um 55 bis um 120 n. Chr.) berichtet in seinem Werk über die Germanen, das als die älteste Quelle über Germanien und seine Kultur überhaupt gilt, von einer Seherin namens Veleda. Sowohl bei den Kelten wie auch bei den Germanen gab es demnach wahrscheinlich doch Heilkundige mit schamanischem Einschlag.

Theriak, ein einstmals hochgeschätztes Allheilmittel und universelles Gegengift, wurde kurz nach der Zeitenwende vom Leibarzt Kaiser Neros entwickelt und aus zahlreichen Kräutern, Opium, Vipernfleisch und weiteren Zutaten gebraut. Noch heute kann man Theriak in der Apotheke kaufen, allerdings in anderer Zusammensetzung. Als Theriakwurzel bekommt man Wurzeln von Baldrian (*Valeriana officinalis*), Angelika (*Angelica archangelica*) und Bibernelle (*Pimpinella major*).

Rechts: Pfefferminze

Mit der Christianisierung gerieten die Errungenschaften der Antike auf dem Gebiet der Pflanzenheilkunde und einer ganzheitlichen Behandlung, die Hygiene, Diät, Heilschlaf, Bäder und Massagen einschloß, aber auch zunehmend in Vergessenheit – weil sie häufig mit ketzerischen Ritualen und heidnischen Vorstellungen verbunden waren. Als schreckliche Seuchen wie Pocken, Lepra, Diphtherie und Typhus, gegen die selbst die Kräuter machtlos schienen, unter den zumeist in erbärmlichen Verhältnissen lebenden Menschen wüteten, suchte man voller Verzweiflung bei immer grotesker werdenden Heilmitteln Hilfe. Darunter waren die aus vielerlei, teils absonderlichen Ingredienzen bestehenden Universalmittel Theriak und Mithridatium. Wie lichterfüllte Inseln, die Wohlergehen verheißen, müssen sich aus diesem kummervollen, trostlosen Zeitenmeer die Wirkungsstätten und Leitlinien einiger außergewöhnlicher Frauen erhoben haben. Nicht umsonst nennt man das Hochmittelalter auch das goldene Zeitalter weiblicher Heilkraft; sowohl weltliche wie kirchliche Frauen trugen dazu bei.

Im 11. Jahrhundert wirkte Trotula (gest. 1097) an der Hochschule von Salerno, damals die berühmteste Institution zur Ausbildung von Ärzten, die ungewöhnlicherweise auch Frauen zuließ. Sie hatte sich eingehend mit den Werken antiker Autoren befaßt, bewertete deren Lehren jedoch recht kritisch und erweiterte sie um ihre eigenen Erkenntnisse. Ihr Werk „Passionibus Mulierum Curandorum" über Gynäkologie und Geburtshilfe blieb bis ins 17. Jahrhundert die am meisten gelesene und am häufigsten als Plagiat verbreitete Schrift über Frauenmedizin. Trotula war der Ansicht, daß eine Frau aus natürlicher Befangenheit heraus Probleme, die ihre Weiblichkeit betreffen, nicht mit einem männlichen Arzt besprechen, sondern ihr Herz allein einer Frau ausschütten könnte. Als Verfechterin einer ganzheitlichen Medizin empfahl sie beispielsweise Hochschwangeren, nur leichte Kost zu sich zu nehmen, oft zu baden, den Unterleib mit Veilchenöl zu massieren, geschwollene Knöchel mit Rosenöl zu salben und bei Verdauungsbeschwerden Minze zu essen.

Hildegard von Bingen (1098-1179), Äbtissin des Benediktinerinnenordens, gilt zu Recht als eine der bemerkenswertesten Frauengestalten des Hochmittelalters. In ihren umfangreichen Manuskripten legte sie Anfänge und Grundlagen der heimischen Naturforschung nieder, beschrieb erstmals eine aus dem Volk überlieferte Heilmittellehre und nicht eine, die den großen Denkern der Antike wie Dioskurides nachempfunden war. Die neun Bände umfassende „Physika" befaßt sich mit der Heilkraft der Natur und enthält detaillierte Beschreibungen von Pflanzen, darunter viele Arten der heimischen Flora, die im Gegensatz zu den klassischen Heilpflanzen aus dem Mittelmeerraum in gelehrten Kreisen bis dahin eher unbeachtet geblieben waren. Diese fast 500 Pflanzenarten hielt Hildegard für gottgegebene Heilmittel. Auch hinsichtlich ihrer humanbiologischen und medizinischen Kenntnisse war die bald als Heilige verehrte Klosterfrau ihrer Zeit weit voraus: Sie beschrieb bereits den Blutkreislauf, der von der Wissenschaft erst 1628 entdeckt werden sollte, sie wußte, daß manche Krankheiten ansteckend sein können, was die Ärzteschaft bis ins 19. Jahrhundert nicht glauben wollte.

> Die Werke Trotulas von Salerno blieben lange Zeit derart bahnbrechend, daß unter anderem Gelehrte in der Renaissance den Autorennamen in die männliche Form Trotus umänderten. Denn zu jener Zeit war es unmöglich, die Schriften einer Frau als Lehrbasis anzuerkennen.

Der Niedergang des weiblichen Heilmythos

Die Heilkunst lag weiterhin vor allem in den Händen der Frauen, obwohl sich ein männlicher Ärztestand mehr und mehr etablierte. Die Studien der Männer erstreckten sich aber weniger auf die Vorgänge im Körper und kaum auf die Krankheiten selbst, sondern vielmehr auf die Erstellung von Diagnosen und Rezepten mit Hilfe astrologischer Tabellen. Zudem waren die Behandlungen durch ausgebildete Ärzte teuer und allzuoft erfolglos, sogar lebensbedrohlich, so daß man Rat und Beistand lieber weiter bei den weisen Kräuterfrauen suchte. Diese kannten immerhin ihre Patienten und deren Krankheitsgeschichten und hatten vielerlei Pflanzenmedizinen parat. Überdies war die weibliche Bevölkerung auf die weisen Frauen angewiesen, denn nur sie hatten Verständnis für Frauenprobleme, kannten sich mit Geburtshilfe, Empfängnisverhütung und auch Abtreibung aus.

Doch bedeutsame Ereignisse der Geschichte veränderten die Einstellung der Gesellschaft zu weiblichen Heilkünsten wie auch das

> Das Handbuch über Geburtshilfe, „A Medieval Woman's Guide to Health" (um 1450), empfiehlt zur Geburtsvorbereitung: „Bereitet ihr ein Bad aus in Wasser gekochten Malven, Griechisch Heu, Leinsamen, Wermut, Eberraute, Glaskraut und Beifuß und laßt sie eine gute Weile darin baden."

Jacoba Felice (auch Jaqueline Felicie de Almania), gut ausgebildete und trotz Verbots ohne Zulassung praktizierende Ärztin in Paris, wurde 1322 am Gerichtshof unter Beisitz der Vorstände der medizinischen Fakultät angeklagt. Ihre von vielen Zeugen belegten Heilerfolge tat man als bloße Zufälle ab. Sie erhielt einen scharfen Tadel und durfte fortan nur noch beschränkt, aber stets ohne Entlohnung arbeiten.

Frauenbild selbst. Die Pest und in ihrem Gefolge mehrere andere Seuchen, widrige Klimaverhältnisse, daraus resultierende Mißernten und eine allgemein miserable Ernährungssituation, katastrophale hygienische Zustände in den Elendsquartieren der dichtbevölkerten Städte im Verein mit weiteren Übeln verdunkelten das Leben im Spätmittelalter und warfen tiefe Schatten auf Frauen und Natur.

Damaligen Beobachtern erschien es überaus merkwürdig, daß es viel mehr Frauen als Männer gab und die Frauen dem Schwarzen Tod offenbar wesentlich besser widerstanden. Sie erkannten nicht, daß die zahlreichen Kriege das Gleichgewicht zwischen männlichem und weiblichem Bevölkerungsanteil verschoben hatten. Stimmen, die den Frauen magische Kräfte nachsagten, mit denen sie selbst überleben und den Männern den Tod bringen könnten, wurden immer lauter und fanden mehr und mehr Gehör. Aus Furcht vor dem schwärenden Unheil, das Frauen ob ihres übersinnlichen Naturverständnisses und Kräuterwissens über die Menschen bringen könnten, sprach man ihnen jegliche Berechtigung zur Ausübung ihrer Heiltätigkeit ab und beäugte mißtrauisch ihre Kräutertränke und -salben. Vorschub erhielt diese herabwürdigende Haltung auch aus finanziellen Gründen: Die Ärzteschaft ebenso wie die Barbiere wollten ihre Einnahmen nicht durch Frauen geschmälert sehen, obwohl diese meist nur gegen geringstes Entgelt oder karitativ arbeiteten.

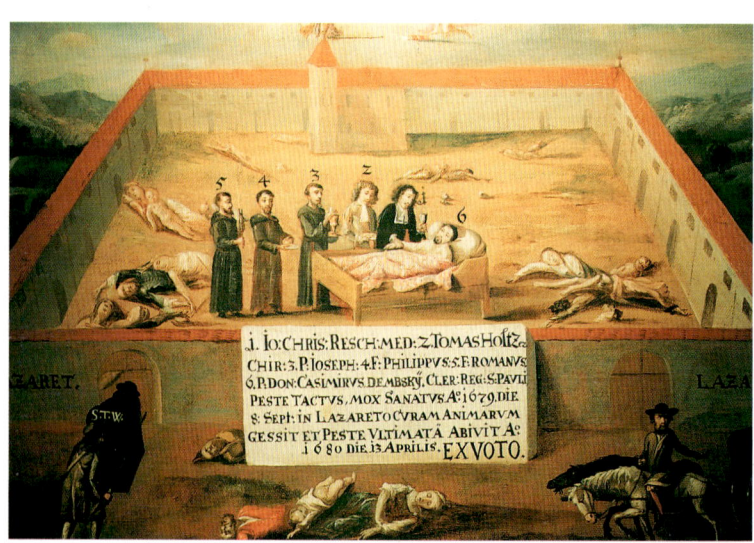

Im Spätmittelalter verdunkelte die Pest das Leben der Menschen. Votivbild „Das Pestlazarett am Alsergrund" (um 1680)

Es kam schließlich so weit, daß den Frauen die Arbeit als Ärztinnen, Heilerinnen, Hebammen und Kräuterfrauen gänzlich verboten wurde, und zwar unter Androhung von Exkommunikation, schwerer Gefängnisstrafen oder sogar Verurteilung zum Tode. Diese Einstellung steigerte sich zu einem verhängnisvollen Wahn, als man die Beziehung zwischen Frauen und Naturkraft unter religiösen Aspekten ketzerisch einschätzte.

Dennoch war um diese Zeit ein enormes Interesse an Kräutern zu verzeichnen. Otto Brunfels (1480-1534), Paracelsus (1493 bis 1541), Hieronymus Bock (1498-1554), Matthiolus (1500-1577), Tabernaemontanus (1520-1590), Adamus Lonicerus (1528-1586) und andere veröffentlichten Kräuterbücher, die sich meist auf die Arbeiten von Dioskurides gründeten, aber auch eigenes Wissen einbrachten. Nicht wenige von ihnen bemerkten, daß sie einen Großteil ihrer Kenntnisse Frauen verdankten.

Die Wende zur Neuzeit

Durch die Auswirkungen der Reformation und die Denkanstöße der Renaissance entwickelte sich die Vorstellung, daß Magie, unerklärliche Vorgänge und übersinnliche Einflüsse ketzerisch und somit dem Teufel zuzuschreiben seien. Die Basis für diese Philosophie lieferten die Vorväter der Wissenschaft, die meßbare Praktiken von übernatürlichen und experimentelle Wissenschaft von Magie zu trennen suchten, zum Beispiel Albertus Magnus (1193-1280) oder Thomas von Aquin (1225-1274). Zusammen mit den theologischen Aspekten, daß Gott maskulin und Frauen Trägerinnen der Ursünde seien, kristallisierte sich im 15. Jahrhundert ein verhängnisvolles Frauenbild heraus: Die Zeit der Hexenverfolgungen begann. Der „Hexenhammer" oder „Malleus Maleficarum", ein von der Inquisition in Auftrag gegebenes Werk zur Aufspürung und Ausrottung aller Hexen, wurde zum Handbuch der Verfolgung und Verurteilung unzähliger Frauen vor allem zwischen dem 15. und 17. Jahrhundert. In Deutschland fand die letzte Hexenverbrennung 1775 statt.

Man bezichtigte Frauen unter anderem der Hexerei, wenn sie wie so viele ihrer Ahninnen Kräuter zur Heilung verwendeten. Weil sie doch von aller Bildung und Lehre ausgeschlossen waren, konnten sie nach Meinung ihrer Verfolger die Kraft der Kräuter nur durch einen

Paracelsus, der als Vater der modernen Medizin gilt, stellte die sogenannte Signaturenlehre auf, die besagt, daß Form, Farbe, Wuchsort und Eigenschaften einer Pflanze deren medizinische Anwendung vorschreiben. Er vermischte dabei volkskundliches Wissen und magische Aspekte. Im Jahr 1527, als die Hexenverfolgungen in vollem Gang waren, verbrannte Paracelsus seine pharmazeutischen Schriften mit den Worten, daß er „sein ganzes Wissen den Zauberinnen verdanke".

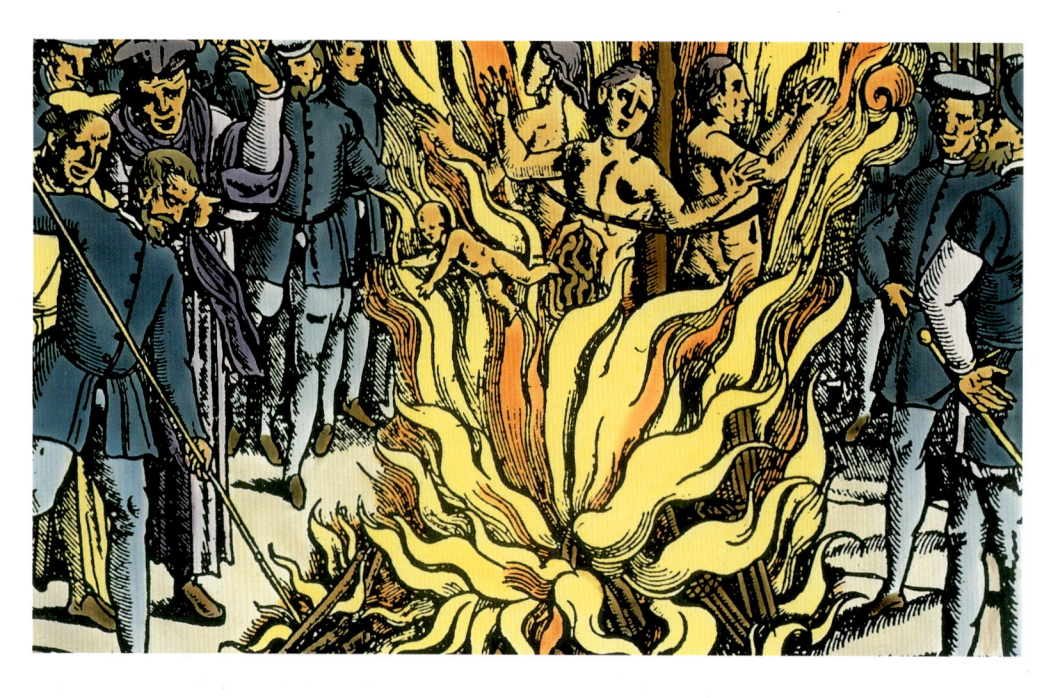

Zur Zeit der Hexenverfolgungen wurden Frauen schon der Hexerei bezichtigt, wenn sie Kräuter zur Heilung verwendeten, und dann auf dem Scheiterhaufen verbrannt. Holzstich (um 1580)

Pakt mit dem Teufel erfahren. Zunächst wurden den angesehenen, gelehrten und für das männliche Establishment als gefährlich eingeschätzten Frauen die aberwitzigsten Fähigkeiten nachgesagt, ihre angebliche Verbindung mit diabolischen Mächten wurde an den kuriosesten Eigenschaften festgemacht. Die Hetzjagd dehnte sich alsbald auf jedes arme Kräuterweiblein aus, denn die volkstümliche Heilkunde der weisen Frauen war schon immer von einer gewissen Hellsichtigkeit, einer Art Schamanismus begleitet – also Magie, die als teuflische Macht auszurotten war.

Doch mit den Frauen wurde uraltes volksmedizinisches Wissen unterdrückt. Altbewährte, bislang hochgeschätzte Heilpflanzen bezeichnete man als dämonisch, sprach ihnen die einst als wundersam erachteten Kräfte ab und beachtete die meisten von ihnen fortan nicht mehr. Das intuitive Verständnis der Natur und das ergebene Vertrauen in deren Macht wurden unter Ängsten und Zwängen der Zeit erstickt. Krankheiten betrachtete man als Strafe Gottes für begangene Sünden, allein in seiner Macht stand es, diese wieder von einem zu nehmen. Wer mit weltlichen Mitteln Krankheiten zu vertreiben versuchte, verstieß gegen eine gerechte Buße.

Ein übriges zum schwindenden Glauben an Kräuterkräfte leistete eine verheerende neue Epidemie, die den Argwohn Frauen gegenüber noch weiter schürte. Bald nach der Rückkehr Kolumbus' nach Europa breitete sich mit erschreckender Heftigkeit die Syphilis über die Alte Welt aus. Kein heimisches Kraut schien dagegen gewachsen zu sein, und selbst die importierten Heilpflanzen, mit denen die Indianer die „Lustseuche" erfolgreich behandelten, blieben wirkungslos. Weil die „französische Krankheit" durch Geschlechtsverkehr übertragen wurde, machte man Frauen ob ihrer weiblichen Verlockungen für die Heimsuchung verantwortlich. Allein alchemistische Quecksilbersalben versprachen Hilfe, wenngleich man diese mit entsetzlichen „Nebenwirkungen" und nicht selten mit dem Tod erkaufen mußte. Doch das Quecksilber dämpfte die Symptome der Syphilis und wurde zum Wundermittel. Bald verwendete man Quecksilber und auch andere Schwermetalle, Schwefel sowie mineralische Gifte wie Vitriol für alle möglichen Beschwerden – und bezeichnete diese Mittel als fortschrittlich.

Was von dem eingegebenen, seherischen Pflanzenverständnis und mythischen Naturbild nicht durch die Inquisition zerstört wurde, zerbrach unter den Leitsätzen der aufstrebenden Naturwissenschaften und neuen philosophischen Gedanken. Francis Bacon (1561-1626), René Descartes (1596-1650), Isaac Newton (1643-1727) und andere Größen prägten ein mechanistisches Weltbild, nach dem die Natur mathematisch zu beschreiben – und damit auch zu manipulieren – war und Geist und Körper getrennte Einheiten darstellten. Wie aber sollte eine derart entzauberte Natur auf die Seele des Menschen, wie eine übersinnliche Kraft auf den Leib einwirken können?

Aus Amerika eingeführte Heilmittel gegen die Syphilis wie Guajakholz oder Sassafras blieben in Europa deshalb wirkungslos, weil man die zur Anwendung gehörenden Rituale wie strenge Enthaltsamkeit, diätetische Kost und Schwitzbäder als heidnisch ansah und nicht einhielt. Wie man heute weiß, werden die Wirkstoffe in den Pflanzen jedoch erst bei einer Körpertemperatur über 40 °C wirksam, Abstinenz hilft dem Körper bei der Regeneration und unterbricht die weitere Verbreitung der Krankheit.

Alte Kräuter – neue Werte

Die vorherrschende wissenschaftliche Sichtweise erniedrigte Frauen zu emotionslosen Gebärmaschinen, sah Pflanzen als leblose Gebilde aus chemischen Grundstoffen an und tat Kräuterheilkunde als bloßen Aberglauben ab. Und doch hat diese aus archaischen Zeiten überlieferte Lehre, die auf jahrtausendelanger Erfahrung basiert und in ihrer ganzen Tiefe möglicherweise nur von Frauen verstanden werden kann, bis in die heutige Zeit überdauert. Kräuterweiber, Wasserbrennerinnen, auch zweifelhafte Engelmacherinnen und Kurpfuscherin-

Unzählige Volksnamen von Pflanzen künden davon, daß man vielen speziell für Frauen bedeutsamen Gewächsen eine satanische Macht zuschrieb: zum Beispiel **Teufelsklaue** für den **Frauenmantel** (*Alchemilla xanthochlora*), **Teufelsfuß** für den **Beifuß** (*Artemisia vulgaris*), **Teufelskraut** für die **Römische Kamille** (*Chamaemelum nobile*) oder **Hexenkraut** für die **Poleiminze** (*Mentha pulegium*).

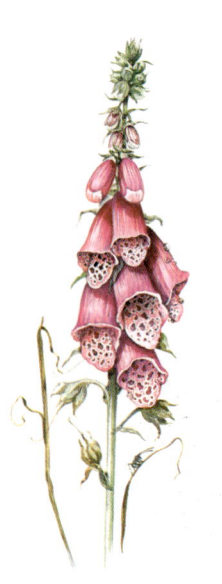

Fingerhut

nen bewahrten zumindest einen Teil des angehäuften Wissensschatzes, denn anachronistische Geister, sogenannte Hinterwäldler, die alten Traditionen schon immer stark verbundene Landbevölkerung und vor allem die Armen blieben nach wie vor auf die Dienste weiser Frauen angewiesen.

Mit den Jahren interessierten sich auch die Wissenschaften, Medizin, Pharmazie und Botanik wieder für das alte Erbe. 1775 erkannte der englische Arzt und Botaniker William Withering nach der Untersuchung eines aus 20 Kräutern bestehenden Tranks einer Wasserbrennerin, den diese gegen Wassersucht verabreichte, daß der darin enthaltene Fingerhut (*Digitalis*) die eigentlich wirksame Ingredienz war. Er postulierte, daß der Fingerhut bei Herzschwäche hilft, wodurch wiederum die Wassereinlagerungen im Gewebe vermindert werden. Die herzwirksamen Glykoside im Fingerhut sind übrigens wie Alkaloide aus dem Mutterkorn (*Claviceps purpurea*) oder Schlafmohn (*Papaver somniferum*) bis heute unersetzlich für die Medizin. Immerhin gab Withering mit seinen Forschungen den Anstoß, daß volkskundliches Heilkräuterwissen in Medizinerkreise eindrang. Doch chemische Pharmazeutika galten als zuverlässiger und wirksamer, weil man ihre Zusammensetzung genau kannte und sie exakt dosiert werden konnten.

Chemische Mittel überfluteten die Welt, aber ihre einst so strahlende Überlegenheit blieb nicht ungetrübt. Erst mit der Zeit wurde klar, welches Teufelszeug man sich mit so manchen Produkten aus der Chemieküche eingehandelt hatte. Und das beileibe nicht nur auf medizinischem Gebiet. Exzessiv angewandte Antibiotika führten zu extrem resistenten Krankheitserregern, gegen die man fast machtlos ist. Künstlich erzeugte Pflanzenschutzmittel vergiften den Boden, Waschmittelzusätze belasten die Gewässer, Zutaten in Pflegeprodukten und Kosmetika rufen Allergien hervor.

Neue Ängste vor Krankheiten sind entstanden, die die Menschen wie schon vor vielen Jahrhunderten in ihrer Verzweiflung zu angeblichen Wundermitteln treiben. Andererseits werden zunehmend traditionelle Weisheiten überdacht. Nicht erst Krebs und Aids, auch die Hilflosigkeit der modernen Medizin gegenüber Degenerations- und Autoimmunkrankheiten führten zu einem neuen Gesundheitsbewußtsein: Geist und Körper werden wieder eins, und was käme einer ganzheitlichen Sorge um das menschliche Individuum mehr entgegen als das Wissen der Kräuterfrauen?

Ebenso besinnt man sich wieder mehr und mehr darauf, daß die Natur alle Lebensgrundlage darstellt und der Mensch sich selbst ausrottet, wenn er die Natur zerstört. Umweltverträglichkeit ist zu einer aktuellen, teils brisanten Devise geworden, Öko- und Bioprodukte durchdringen den Alltag. Die Farbe des Kleids von Mutter Natur, das hoffnungsfrohe, sanfte Grün, Ursymbol des Lebens, rückt allenthalben in den Mittelpunkt. In seinem mystischen Schimmer spinnen sich auch die Fäden zwischen Frau und Natur aufs neue.

Seit mehreren Jahren spricht man von einer Renaissance der Kräuter, mit ein Anzeichen für den Durst der Menschen nach Sinnlichkeit, körperlicher und seelischer Wärme. Maria Treben (1905 bis 1991), eine einfache Hausfrau aus Niederösterreich, sorgte Anfang der 80er Jahre mit ihrem Buch „Gesundheit aus der Apotheke Gottes – Ratschläge und Erfahrungen mit Heilkräutern" für Aufsehen. Sie gab ihr umfangreiches Wissen um heimische Heilkräuter einer breiten Öffentlichkeit preis und handelte sich dafür tiefe Verehrung für ihre erstaunlichen Heilerfolge einerseits wie auch heftige Kritik der Schulmedizin und Pharmaindustrie andererseits ein. Doch selbst für lebensbedrohliche Erkrankungen wie Tumoren und Leukämie hatte sie Pflanzenmedizin parat, die Linderung und teilweise sogar Genesung brachte. Ist es da verwunderlich, wenn sich unzählige von der Schulmedizin enttäuschte oder von dieser aufgegebene Menschen voller Hoffnung der auf uralten Traditionen basierenden Heilkunst zuwandten?

Maria Trebens Werk, in über acht Millionen Exemplaren auf der ganzen Welt verkauft, gab sicherlich mit die Initialzündung für eine verstärkte Hinwendung zur Pflanzenheilkunde. Aufschwung bekamen damit auch viele weitere alternative Heilmethoden wie Homöopathie, Aromatherapie, Bach-Blüten-Therapie, Pflanzengeistmedizin und andere. Auch das okkulte Kräuterwissen der „Hexen", Schamanen, Indianer und Urwaldvölker ist wieder gefragt. Im Glanz einiger wieder- und neuentdeckter Pflanzenwunder wie Johanniskraut *(Hypericum perforatum)*, Ginseng *(Panax ginseng)*, *Echinacea* oder Teebaum *(Melaleuca alternifolia)* sollten viele andere Kräuter von Mutter Natur nicht untergehen.

„In einer Zeit, in der ein Großteil der Menschheit sich von der natürlichen Lebensweise weitgehend entfernt, bedrohliche Krankheiten durch falsche Lebenseinstellung auf sie zukommen, sollten wir zu unseren Heilkräutern zurückfinden, die der Herrgott durch SEINE Güte uns seit urdenklichen Zeiten schenkt."
Maria Treben

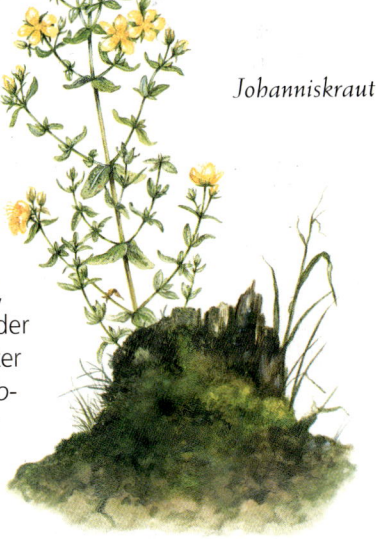

Johanniskraut

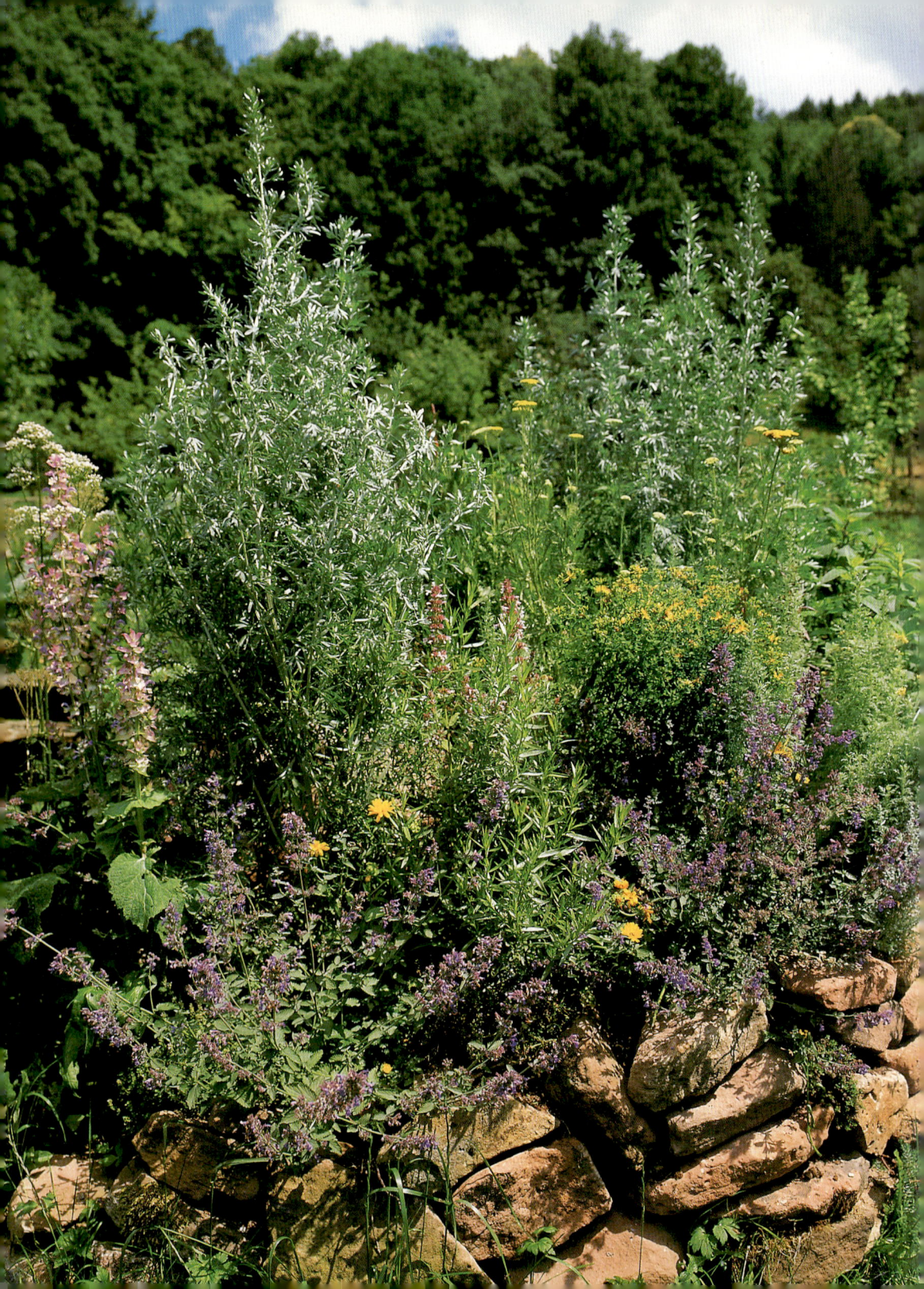

Kräuter im Frauenalltag

Frauen machen sich Kräuter zunutze

Der Mensch versteht sich als Krone der Schöpfung, und unter diesem Dogma ist er bestrebt, die Natur zu beherrschen. Tier- und Pflanzenwelt sollen ihm untertan sein, seine Bedürfnisse befriedigen. Selbst ganz pragmatisch gesehen bleibt ihm keine andere Wahl, denn sein Leben und Überleben kann der Mensch nur durch Nutzung der Natur sichern. Die Art und Weise, in der er dies tut, folgt den Maßstäben seines Naturverständnisses und den Ansprüchen seines Lebensstils.

Seit den Anfängen der Menschheitsgeschichte läßt sich eine mehr oder minder deutliche Trennung der Aufgaben und Zuständigkeiten von Mann und Frau verzeichnen. Während sich der Mann als machtvoller, agiler Jäger mit den beweglichen Geschöpfen auseinandersetzte, widmete sich die Frau als geduldige, feinfühlige Sammlerin den verwurzelten. Mit dieser erdverhafteten Beschäftigung gewann das weibliche Geschlecht eine immer innigere und vielschichtigere Verbindung zu Mutter Natur. Täglicher Umgang mit Pflanzen festigte den Wissensstand, Notwendigkeiten forderten die Erweiterung des vertrauten Kräuterspektrums, Neugier, gepaart mit Kreativität und Intuition, erschloß neue Quellen der Nutzung.

Kräuter als Nahrung und Gewürze

Das Sammeln von Pflanzen erfüllt in erster Linie den Zweck, Nahrung zu beschaffen – steinzeitliche Frauen streiften dazu umher, neuzeitliche Frauen begeben sich auf Märkte. Alles was die Erde an Gewächsen bietet, wird auf seine Tauglichkeit als menschliche Speise geprüft und verwertet. Man ißt Blätter, Blüten, Stengel, Wurzeln, Früchte und Samen von zahlreichen Kräutern, Sträuchern und Bäumen. Einige Pflanzen, die eine besonders nahrhafte Kost liefern, begannen Frauen wahrscheinlich schon vor weit mehr als 10.000 Jahren eigens zu kultivieren. Aus den ursprünglichen Pflanzen wurden im Lauf der Zeit Getreide-, Gemüse- und Obstarten sorgsam herausgelesen, durch Züchtung verändert und ertragreich kultiviert.

Bild links: Die Verwendung von Pflanzen als Würzkräuter hat eine lange Tradition.

> „In Summa, unsere Weiber und Köch können des Dills in ihren Küchen keineswegs entbehren."
> Jacobus Theodorus Tabernaemontanus

Kümmel

> „Gartenkreß ist ein scharpff Kräutlein, an Geschmack den Zwibeln gleich."
> Adamus Lonicerus, „Kreuterbuch" (1679)

Kräuter im Sinne von Pflanzen, die nicht wie Bäume oder Sträucher verholzen, also auch Getreide und Gemüse umfassen, liefern bis heute den größten und wichtigsten Teil der gesamten Nahrung. Kräuter im Sinne von Geschmacksgebern spielen dagegen mengenmäßig eine zwar untergeordnete Rolle, doch ist ihrer Bedeutung für die Ernährung ein mindestens ebenso hoher Wert beizumessen. Irgendwann entdeckte der Mensch nämlich die vielen Geschmacksnuancen der pflanzlichen Kost und lernte sie gezielt einzusetzen – als Gewürze. Vermutlich waren hier wiederum die Frauen initiativ, denen schließlich die Zubereitung der Mahlzeiten oblag, die sie durch Zugabe von bestimmten Gewächsen aufwerteten und zugleich variierten.

Die Verwendung von Pflanzen als Würzkräuter hat viele Jahrtausende Tradition. So fand man bei Ausgrabungen von Pfahlbauten aus der Jungsteinzeit Mohn, Angelika sowie Kümmel. Knoblauch galt den alten Ägyptern als hochgeschätzte Speisewürze, was etwa Funde in Pharaonengräbern beweisen. Auch die Bibel ist eine Fundgrube dafür, welchen Stellenwert man Gewürzpflanzen, zum Beispiel Minze, Dill, Raute und Koriander, in alten Kulturen beimaß. In einem Kochbuch eines römischen Gourmets werden die Rezepte stets mit Kräutergewürzen bereichert. Und Kaiser Karl der Große erließ im Jahr 812 n. Chr. eine Verordnung für seine Landgüter, welche Gewächse unbedingt angebaut werden sollten, darunter eine Vielzahl von Gewürzkräutern wie Salbei, Rosmarin, Fenchel, Kresse und Petersilie. In allen Kräuterbüchern der vergangenen Jahrhunderte finden sich zahllose Empfehlungen, wie man mit Kräutern würzt, auch Hildegard von Bingen läßt es daran nicht fehlen. Zu Beginn des 17. Jahrhunderts gibt die englische Gräfin von Bedford eine Abhandlung über italienische Kräuter und Gemüse heraus, damit das Volk seine oft eintönige Kost mit derlei Genüssen aufbessere. Die Liste der in der Küche verwendeten Würzkräuter wird allmählich immer länger, es kommen Arten aus der Neuen Welt und Asien wie Indianernessel *(Monarda didyma)*, Kapuzinerkresse *(Tropaeolum majus)* oder Zitronengras *(Cymbopogon citratus)* hinzu.

Als das Zeitalter der Technik anbricht, viele Menschen in die Städte ziehen, die schwer arbeitenden Frauen auf das karge Angebot der Märkte angewiesen sind und immer weniger Zeit für die Essensbereitung aufbringen können, verliert sich die Kunst der Kräuterwürzung zusehends. Nur auf dem Land bleibt Kräuterküche lebendig, und in Notzeiten wird verschüttetes Wissen kurzzeitig wieder wach. Im Zweiten Weltkrieg ruft man Frauen und Kinder auf, Wildgemüse und Wildkräuter zu sammeln, gibt Rezepte für Vogelmiereneintopf und Brennesselauflauf heraus.

Mitte dieses Jahrhunderts sind Petersilie, Schnittlauch und allenfalls noch eine Handvoll andere Kräuter die einzigen, die „Pfeffer" in die Küche bringen. Erst in den letzten Jahren erlebten diese „grünen Helfer" eine wahre Renaissance. Heute sind die Küchen wieder vom Duft verschiedenster Kräuter erfüllt, kann der Gaumen in der Finesse aromatischer Grüngewürze schwelgen. Kaum eine Frau weiß nicht um den Hochgenuß, der sich mit Kräutern auf den Tisch zaubern läßt. Und keiner Köchin sollte verborgen geblieben sein, daß Kräuter nicht allein einzigartige Gewürze, sondern zugleich dem allgemeinen Wohlbefinden zuträglich sind. Basilikum verwandelt Tomatensuppe eben nicht nur in eine Delikatesse, es regt gleichzeitig den Appetit an, sorgt für eine gute Verdauung und ist – davon waren schon die Altvorderen überzeugt – auch ein Liebesstimulans.

> Kräuterbratlinge: 250 g Grieß mit 1/2 l Wasser und 1/2 l Milch zu Brei kochen. Unter die abgekühlte Masse 1 Ei und 3 bis 4 Eßlöffel feingehackte gemischte Kräuter heben und mit Salz abschmecken. Bratlinge formen, in Semmelbröseln wenden und in heißem Fett goldgelb braten.
> *Rezept aus der Kriegszeit*

Kräuter zum Weben und Färben

Pflanzen und Tiere der Umgebung lieferten einst die einzigen Rohstoffe, aus denen der Mensch alles, was er zum Leben brauchte, gewinnen mußte. Neben Nahrung war vor allem Kleidung nötig, und statt schwerer Felle verarbeitete man schon bald Pflanzenfasern, etwa Brennessel *(Urtica dioica)* und Flachs *(Linum usitatissimum)*. Mit den Fasern lassen sich Fäden und Seile, daraus wiederum vielerlei Utensilien und natürlich Stoffe herstellen.

Sinn für Ästhetik, Eitelkeit und Freude an Putz und Zierat verleiteten die Menschen, Stoffe und Gewänder gefälliger zu gestalten. Bereits Jahrtausende vor der Zeitenwende war in alten Kulturen die Farbgebung mittels Pflanzenbrühen aus Färberkräutern wie Saflor oder Färberdistel *(Carthamus tinctorius)* und Indigo *(Indigofera tinctoria)* hoch entwickelt. Das Färben mit Pflanzenstoffen blieb bis in die Moderne eine bedeutende Technik, erst die Entdeckung chemischer Farben um 1900 verdrängte die Naturfarben.

Brennessel

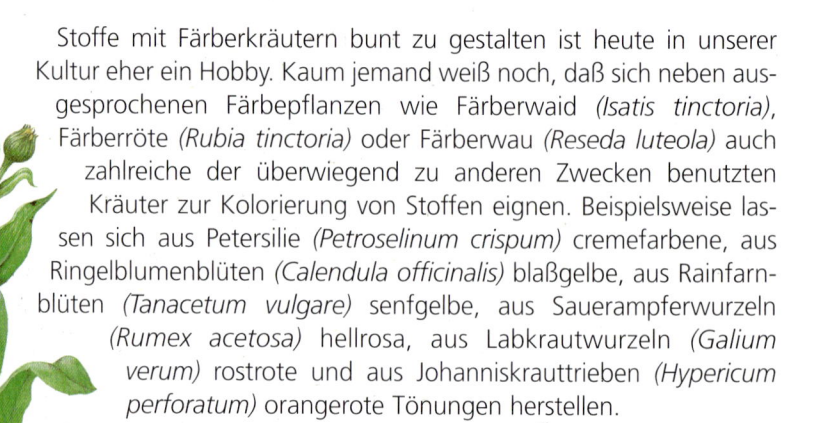

Stoffe mit Färberkräutern bunt zu gestalten ist heute in unserer Kultur eher ein Hobby. Kaum jemand weiß noch, daß sich neben ausgesprochenen Färbepflanzen wie Färberwaid *(Isatis tinctoria)*, Färberröte *(Rubia tinctoria)* oder Färberwau *(Reseda luteola)* auch zahlreiche der überwiegend zu anderen Zwecken benutzten Kräuter zur Kolorierung von Stoffen eignen. Beispielsweise lassen sich aus Petersilie *(Petroselinum crispum)* cremefarbene, aus Ringelblumenblüten *(Calendula officinalis)* blaßgelbe, aus Rainfarnblüten *(Tanacetum vulgare)* senfgelbe, aus Sauerampferwurzeln *(Rumex acetosa)* hellrosa, aus Labkrautwurzeln *(Galium verum)* rostrote und aus Johanniskrauttrieben *(Hypericum perforatum)* orangerote Tönungen herstellen.

Kräuter für Hygiene und Reinigung

Ringelblume

Einer alten Redewendung zufolge kommt Reinlichkeit gleich nach Göttlichkeit. Obwohl man erst spät in Sauberkeit eine Grundvoraussetzung für die Erhaltung der Gesundheit entdeckte, hat die Menschheit dennoch schnell begriffen, daß sich das eigene Wohlbefinden durch Säuberung von Körper, Kleidung und Umgebung steigern läßt. Kräuter spielten dabei immer eine gewichtige Rolle.

Badewasser wurde schon bei den alten Ägyptern, im antiken Griechenland, bei den Römern und auch bei Kelten und Germanen mit Kräutern versetzt. Man schätzte den aromatischen Duft, unbewußt verstärkte man aber den reinigenden Effekt des Wassers und sorgte sogar für eine Desinfektion. Rosmarin *(Rosmarinus officinalis)* etwa, ein häufig gebrauchter Badezusatz, löst Fette und Schmutzstoffe, wirkt durchblutungsfördernd, regt damit den Körper zur Entschlackung an und hat nicht zuletzt einen keimtötenden Effekt. Insbesondere rituelle Bäder und Waschungen, die in erster Linie Geist und Seele reinigen sollten, reicherte man oft mit besonderen Kräutern an. Keltische Mädchen beispielsweise badeten vor ihrer Initiation zum Beltanefest in Quellwasser mit Kamillenblüten. Die Kamille *(Chamomilla recutita)* wirkt nicht nur entzündungshemmend und krampflösend, sondern auch regulierend auf den weiblichen Zyklus.

Die ätherischen Öle der Kräuter verströmen einen unverkennbaren, überwiegend angenehmen Geruch. Daß die flüchtigen Substanzen aber auch die Luft im wahrsten Sinn des Wortes reinigen, nämlich

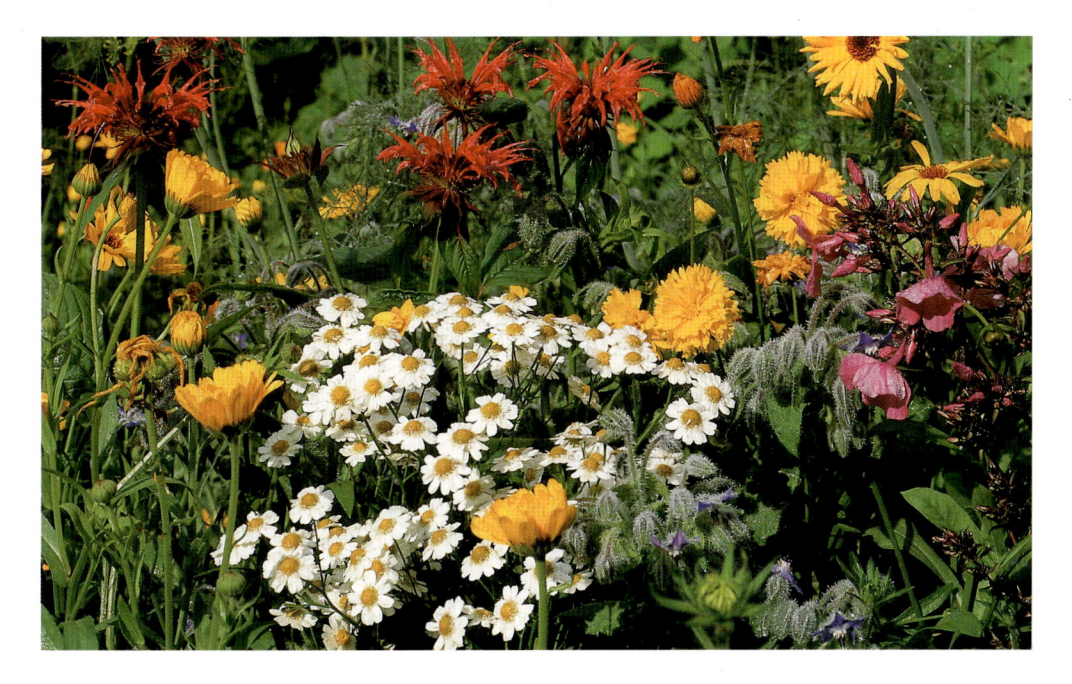

KRÄUTER FÜR HYGIENE UND REINIGUNG

Die hübsche weiße Kamille entfaltet entspannende und krampflösende Eigenschaften.

darin allgegenwärtige Keime vermindern, hat man zu Zeiten, als aromatisch duftende Kräuter in Gebäuden und Heimstätten ausgestreut wurden, noch nicht gewußt. Auch hatte man noch nicht erkannt, daß Schädlinge wie Mäuse, Fliegen, Mücken und Flöhe Krankheiten übertragen können, wohl aber, daß diese sich mit Kräuterdüften fernhalten lassen.

Sogenannte Streukräuter breitete man gerne auf dem Boden aus, wobei sie in den Wohnstuben ganz profan der Staubbindung und Lufterfrischung, bei Kulthandlungen dagegen der Beschwörung der Pflanzenmächte dienten. Das Parfümieren sowie Desinfizieren der Raumluft mit Mädesüß *(Filipendula ulmaria)*, Lavendel *(Lavandula angustifolia)*, Melisse *(Melissa officinalis)*, Poleiminze *(Mentha pulegium)*, Salbei *(Salvia officinalis)*, Thymian *(Thymus vulgaris)* und anderen Kräutern ist auch heute noch sinnvoll. Und statt Insekten wie Motten, Fliegen und Ameisen chemisch zu bekämpfen, kann man sie mit unschädlichen, ja sogar angenehmen Kräuterdüften abwehren.

Dieselben Zwecke wie mit dem Ausbreiten von Streukräutern werden mit dem Verbrennen von aromatischen Kräutern verfolgt. Der Rauch vertreibt schlechte Luft, dezimiert die Anzahl der Keime, wehrt

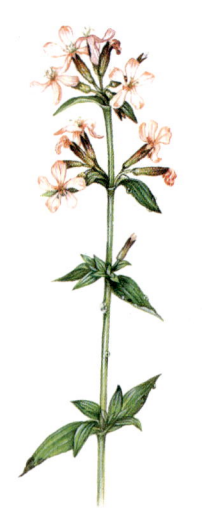

Schädlinge ab und läßt freier durchatmen. Harzreiche Arten wie Rosmarin und Lavendel verbrannte man früher in Krankenzimmern, und man mischte sie auch zu Kräutertabaken, die bei Asthma und Bronchitis geraucht wurden.

Das Seifenkraut *(Saponaria officinalis)*, in Auwäldern und an Gewässerufern zu finden, verrät schon durch seinen Namen, daß es ein sanft schäumendes Reinigungsmittel abgibt. Aus Blättern, Stengeln und Wurzeln gewann man wahrscheinlich schon in der Steinzeit eine Waschlauge für den Körper wie für Kleidung, die zudem noch angenehm nach Himbeeren und Nelken duftet. Die Inhaltsstoffe des Krauts wirken fungizid (pilzabtötend) und heilen Hauterkrankungen.

Seifenkraut

Kräuter speziell für weibliche Bedürfnisse

Tagaus, tagein erfuhren Frauen die vielseitigen Qualitäten der Kräuter in Küche und Haushalt – da sollten sich diese doch ebenso für ihre wesenseigenen Begehrlich- und Notwendigkeiten nutzen lassen. Beim alltäglichen Gebrauch der verschiedenen Pflanzen offenbarten sich tatsächlich so manche besonderen Kräfte, die ganz spezifisch weibliche Probleme zu lösen schienen. Bei einigen Gelegenheiten war wohl eher der inständige Wunsch die Mutter des Gedankens, in anderen Fällen erwiesen sich die Kräuter tatsächlich als wirkungsvoll.

In Listenreichtum einem Odysseus nicht nachstehend, wußten Frauen in einer Zeit, als ihnen das Weintrinken bei Todesstrafe verboten war, ihren Atem mit einer Paste aus Honig und Pfefferminze *(Mentha* x *piperita)* über jeden Verdacht zu erheben. Marienblatt *(Tanacetum balsamita)*, auch Bibelblatt oder Frauenbalsam genannt, legten sich Kirchgängerinnen in Bibel oder Gesangbuch, damit dessen balsamischer Duft während ausgedehnter Predigten Hungergefühle dämpfe. Die Brachdistel *(Eryngium campestre)* mit ihren unangenehm stechenden Blättern und Blütenkronen schoben Frauen ihren Männern unters Bettuch, um sie vom prompten Einschlafen abzuhalten und an ihre ehelichen Pflichten zu erinnern – daher auch der Name Mannstreu (Mann-Streu!) oder Weiberfreund. Malven *(Malva*-Arten) dienten zum Fruchtbarkeitstest: Dazu goß die Frau ihren Harn auf die Malve. Blieb die Pflanze noch

Malve

nach drei Tagen grün, so konnte die Frau Kinder bekommen. Verdorrte die Malve, blieb sie dagegen unfruchtbar.

Von ihrer Gebärfähigkeit hingen Ansehen und Stellung der Frau innerhalb der Gemeinschaft ab, Fruchtbarkeit war und ist vielfach noch heute das höchste Gut der Frau. So verwundert es nicht, daß Frauen schon immer danach trachteten, diese urweibliche Gabe der Natur von der Großen Mutter zu erflehen, sie zu bewahren und zu mehren. Pflanzen, Urbilder der Fruchtbarkeit, sollten als Mittler zwischen göttlicher Kraft und irdischem Dasein dabei helfen. Ein Gürtel aus magischen Kräutern wie Eisenkraut *(Verbena officinalis)*, Beifuß *(Artemisia vulgaris)*, Mutterkraut *(Tanacetum parthenium)* und Raute *(Ruta graveolens)* wurde zur Sommersonnenwende um den Schoß gewunden, um den Zauber der zu dieser Jahreszeit in üppigster Entfaltung stehenden Natur auf sich selbst zu übertragen. Sind diese Gürtelkräuter nicht als Frauenkräuter im tiefsten Sinn aufzufassen, weil ihre geheimnisvollen Kräfte sich sowohl auf mystische Weise wie auch in der Realität zeigen? Eingehüllt in einen imaginären Fruchtbarkeitszauber, zeigen sie substantiell Wirkung auf den Körper der Frau, auf die Gebärmutter. Eisenkraut, das „Kraut der Gnade", gilt nicht von ungefähr als Pflanze der Venus, Göttin der Fruchtbarkeit. Noch heute wird es zur Verbesserung der Fruchtbarkeit eingesetzt und um eine Fehlgeburt zu verhindern.

Raute

Aufs engste verflochten mit dem Wunsch nach Fruchtbarkeit ist die Sehnsucht nach Liebe, das erotische Verlangen der Frau. Sollten Kräuter nicht auch die einer Empfängnis vorausgehenden sinnlichen Triebe beeinflussen können? Die unzähligen Überlieferungen von Kräuterrezepten für Liebestränke oder von Kräuterritualen für Liebeszauber beweisen den flammenden Glauben, das inbrünstige Vertrauen in eine solche Macht bestimmter Gewächse.

Die Liste erotisierend wirkender Kräuter ist lang. Melisse *(Melissa officinalis)* beispielsweise soll Frauen helfen, ihre Bereitschaft für die körperliche Liebe und ihre sexuelle Lust zu stärken. Tatsächlich zeigt das anmutig duftende Kraut eine starke psychische Wirkung. Liebstöckel *(Levisticum officinale)* gilt seit jeher als Aphrodisiakum für

„Ich habe mein Lager mit Myrrhe besprengt, mit Aloe und Zimt. Komm, laß uns kosen bis an den Morgen und laß uns die Liebe genießen."
Bibel, Sprüche 7, Vers 18

KRÄUTER IM FRAUENALLTAG

Liebstöckel

den Mann. Nicht nur seine vielen volkstümlichen Namen belegen dies, neben Liebstöckel sind deftigere Bezeichnungen wie Liebesröhre und Luststecken ebenfalls gebräuchlich. Schon aus dem antiken Sparta wird berichtet, daß Frauen mit Liebstöckelwurzeln einen Trank bereiteten, um die Liebe der Männer zu erwerben. Auch badeten Mütter früher ihre Töchter in einem Absud aus Liebstöckel, damit diese einen Ehemann bekämen. Rosmarin *(Rosmarinus officinalis)* ist eines der ältesten Mittel, mit denen man die Wollust zu steigern suchte. Die Römer benutzten Rosmarin zu sexuell aufreizenden Einreibungen, im Mittelalter empfahl man Männern mit Potenzschwäche Rosmarinbäder. Und wenn ein Grieche heute davon spricht, daß er Rosmarinwein trinken gehe, so drückt er damit seine Absicht nach einem lüsternen Abenteuer aus. Immerhin regt Rosmarin den Kreislauf und die Durchblutung des Gehirns an, nach einem abendlichen Rosmarinbad hat schon mancher vergeblich einzuschlafen versucht.

Ist die Liebe in einen fruchtbaren Schoß gefallen, heißt es für die Frau eine neun Monate lange, ihren Körper verändernde Zeit gut zu überstehen und sich auf eine glückliche Entbindung vorzubereiten. Seit Menschengedenken helfen sich Frauen in dieser für sie so wesentlichen Zeit des Lebens mit Kräutern, um Beschwerden während der Schwangerschaft zu lindern, das ungeborene Kind in ihrem Leib zu schützen und es schließlich gesund auf die Welt zu bringen. Den Gebärenden wurde zum Beispiel Kräuterstroh untergelegt, um den Geburtsvorgang zu beschleunigen. Die alten Germanen benutzten dazu das Echte Labkraut *(Galium verum)*, dessen süßer Duft beruhigt. Unter Namen wie Liebfrauen- oder Marienbettstroh verwendete man es noch Jahrhunderte später, doch ebenso Johanniskraut *(Hypericum perforatum)*, Oregano *(Origanum vulgare)* und Quendel *(Thymus serpyllum)*. Bärkräuter oder Bärmutterkräuter wie Bärwurz *(Meum athamanticum)*, Gebärmutterwurzel (Liebstöckel, *Levisticum officinale)* und Mutterkraut *(Tanacetum parthenium)* sollten Wehen in Gang bringen, die Geburt beschleunigen und den Ausstoß der Nachgeburt fördern. Die Wöchnerinnen griffen zu wieder anderen Kräutern, um sich schneller zu erholen, den Milchfluß anzuregen und um den Säugling vor Schaden zu bewahren.

Gänzlich gegenteilige Hilfe suchten Frauen bei den Kräutern, wenn es um die weibliche Tugend der Keuschheit oder um unliebsame Folgen eines Schäferstündchens ging. Zur Unterdrückung der Lust dienten unter anderem Baldrian *(Valeriana officinalis)* und Raute *(Ruta graveolens)*, beide Kräuter galten andererseits aber auch als Aphrodisiaka. Zur Maßregelung der Triebe wie auch zur Empfängnisverhütung nutzte man etwa die Zaunrübe *(Bryonia)*, deren merkwürdig geformte Wurzeln wiederum als Liebesfetisch gepriesen wurden. Die eklig schmeckende Pflanze enthält starke Giftstoffe, die zu Erbrechen, heftigen Durchfällen und Krämpfen führen sowie, mit voller Absicht angewendet, den Verlust der Leibesfrucht bewirken. Im Lauf der Geschichte blieb der Frau bei einer unerwünschten Schwangerschaft vielfach kein anderer Ausweg. Es erscheint also kaum überraschend, wenn sich das weibliche Geschlecht in unglücklichen Umständen wieder einmal an den Kräuterreichtum von Mutter Natur wandte. Wie kurz der Weg vom Aphrodisiakum zum Abortivum sein kann, macht der alte Spruch „Petersilie hilft den Männern aufs Pferd, den Frauen unter die Erd" deutlich. In hoher Dosierung steigern die in Petersilie *(Petroselinum crispum)* enthaltenen ätherischen Öle das Zusammenziehen der glatten Muskulatur von Blase, Darm und Uterus, weshalb das Kraut häufig sowohl als Sexualstimulans wie auch zur Abtreibung diente.

Baldrian

Kräuter für die Schönheit

Wahre Schönheit kommt von innen, wie man treffend sagt. Daher sind alle Geschöpfe schön, jedes auf seine eigene, unverwechselbare Art. Und doch ist das Streben nach und das Bewahren von Schönheit für die Frau ein ständiger Anreiz, der von ganz verschiedenen Motiven genährt sein kann: von purer Freude an einem ansprechenden Äußeren, vom Wunsch, aus der Allgemeinheit hervorzustechen und Aufmerksamkeit zu erheischen, oder von der Absicht, den Mann der Träume zu becircen.

Schon immer haben Frauen versucht, ihre Reize zu erhöhen, und wieder fanden sie in den Pflanzen treue Verbündete. Gerecht, wie

Mutter Natur zu ihren Töchtern ist, eröffnet sie ihnen eine Fülle von Möglichkeiten, um eventuelle Benachteiligungen auszugleichen. Mit den Schätzen der Kräuter, die in ihrer Vielfalt an Farben und Farbkontrasten, Umrissen wie Oberflächen sowie Duftnoten selbst das beste Beispiel für betörenden Liebreiz sind, kann jede Frau ihre Anmut unterstreichen, ihre Attraktivität steigern und sich in einen verführerischen Duft hüllen. Ein Kraut mit außergewöhnlichen Eigenschaften für die Schönheit ist zum Beispiel der Lavendel *(Lavandula angustifolia)*: Selbst eine Augenweide in sanftem Graugrün und mildem Violett, ein Nasenschmeichler wegen seines herb-süßen Dufts und mit behutsam anstachelnden und zugleich samtweichen Blättern eine interessante Gestalt, läßt er dank seiner durchblutungsfördernden und zellerneuernden Wirkungen den Teint frisch aufleuchten, sein lang anhaltendes Parfüm verleiht dem Körper Wohlgeruch, und sein straffender Effekt macht die Haut zart.

Viele Kräuter könnten allein wegen ihrer Dienste für die weibliche Schönheit als Frauenkräuter bezeichnet werden. Kosmetika und Parfüms aus Pflanzen waren zu allen Zeiten von größter Wichtigkeit für das weibliche Geschlecht. Ägypterinnen färbten ihre Lippen mit Kräutersalben, die in hohle Pflanzenstengel eingefüllt waren. Die berühmte griechische Dichterin Sappho balsamierte ihr Haar mit Majoran, die Kniekehlen mit Minze und den Hals mit Thymian. Im Mittelalter wusch man sich mit einer Essenz aus Löwenzahn. Noch heute verwenden Frauen Kamillentee, um blondem Haar eine intensive, goldene Tönung zu verleihen.

Lavendel

„Frauenmantel hat ... die Kraft, der weiblichen Schönheit jeglichen Alters ihre ursprüngliche Frische wiederzugeben."
Max Hoffmann

Kräuter für die Gesundheit

Geradezu müßig mag es erscheinen, angesichts des unerschöpflichen Kräutersegens noch die wunderbaren Kräfte ungezählter Pflanzen zu nennen, die seit Anbeginn der Geschichte die Gesundheit des Menschen schützen, bewahren und wiederherstellen. In ihrer unergründlichen Allmacht hat die Natur gegen beinahe jede Krankheit ein Kraut wachsen lassen, man muß nur das richtige finden.

KRÄUTER FÜR DIE GESUNDHEIT

Pflanzen genau zu kennen, ihre heilenden Wirkungen angemessen einzuschätzen und gewonnene Erfahrungen vorteilhaft zu verwerten, das sind die grundlegenden Fähigkeiten, um Heilkräuterkunde zu einer Wissenschaft zu erheben. Bis heute hat der Mensch zwar seinen Kenntnisschatz über Heilpflanzen immens ausgedehnt, aber das Potential der Natur keineswegs voll ausgeschöpft. Einen erklecklichen Beitrag zum Stand dieser Wissenschaft haben zu allen Zeiten Frauen geleistet. Als erdverhaftete Geschöpfe stärker in die inneren Geheimnisse der Natur vertieft, ist ihnen eine enge, intuitive Bindung an die Pflanzenwelt und deren Kräfte zu eigen, weshalb sich gerade ihnen die Mysterien der Kräuter weit erschließen.

Bis ins letzte Jahrhundert war es für Frauen selbstverständlich, mit Arzneien aus Kräutern die Gesundheit der Familie zu erhalten. Im Zuge von Technikgläubigkeit und wissenschaftlicher Beweisführung, die das uralte, tief in der Seele des Menschen verankerte Vertrauen in die bisweilen undurchschaubaren Mächte der Natur zu verdrängen scheinen, wurden pflanzliche Hausmittel als altmodischer Hokuspokus abgetan, deren Wirkung nur auf Aberglauben beruhe. Und doch wenden sich besonders Frauen wieder mehr und mehr einer ganzheitlichen Kräuterheilkunde zu.

„Rosmarin gehöret in die Küchen, Keller und Apothecken, darumb daß alle Speis und Tranck mit Rosmarin bereitet, lieblich und wohl schmecken..."
Jacobus Theodorus Tabernaemontanus

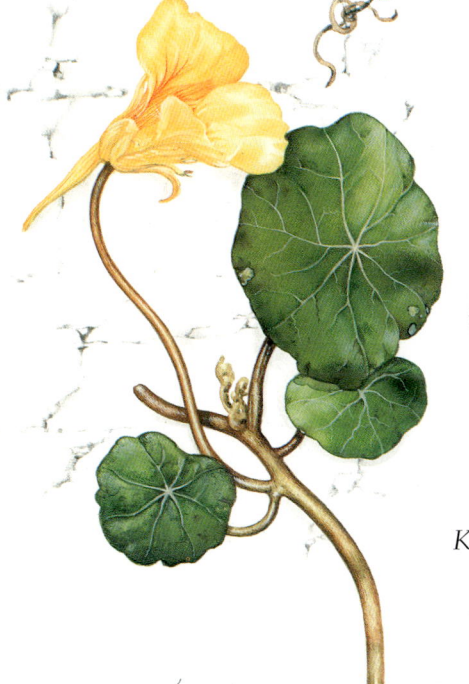

Kapuzinerkresse

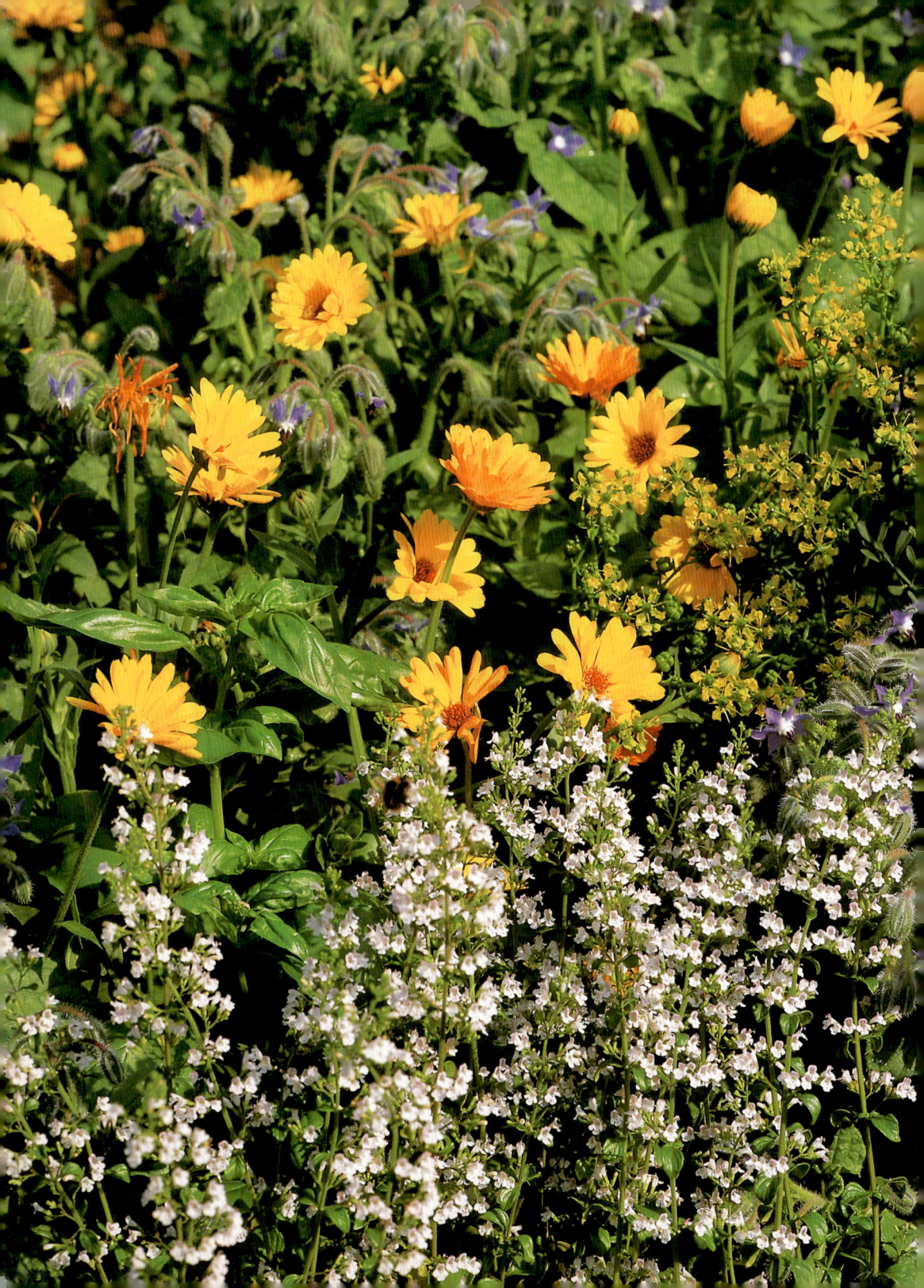

Kräuter – Pflanzen mit vielfältigen Eigenschaften

Namen verraten das Kraut

Wie jedes Ding wollen auch Pflanzen einen Namen haben. Um Floras Kinder zu taufen, kleidete man sehr oft ihr Aussehen, ihren Wuchsort oder eine Eigenschaft in Worte. Gewächse, die seit langem weit verbreitet und dem Menschen in vielerlei Hinsicht dienlich sind, erhielten dabei im Lauf der Zeit die verschiedensten Bezeichnungen, je nach Region, Sprache und Anwendung. Zudem wurden nutzbringenden oder durch andere Merkmale beeindruckenden Bäumen, Sträuchern und Blumen aufgrund dieser herausragenden Eigenschaften besondere Titel verliehen. Solche Pflanzen verband man häufig mit übernatürlichen Mächten, auch namentlich. Es verwundert kaum, daß gerade Kräuter mit einer großen Namensfülle aufwarten, denn sie zeichnen sich ja durch vielseitige Nutzbarkeit und mystische Energien aus.

Ein Kraut mit unzähligen Bezeichnungen ist beispielsweise die Schafgarbe (*Achillea millefolium*), seit der Antike ein geschätztes Pflanzenheilmittel. Schafgarbe gab man den Schafen, um deren Milchsekretion anzuregen oder um einen bösen Zauber von ihnen zu nehmen, wenn die Milch plötzlich versiegte. Feldgarbe, Raingarbe, Garbenkraut heißt sie nach ihrem Vorkommen auf Weiden und Wiesen zwischen den Heugarben. Tausendblatt, Schafsrippe, Gänsezunge und Mausleiterl leiten sich von der Form ihrer fein gefiederten Blätter ab. Blutkraut, Beilkraut und Zimmermannskraut dagegen nennt man die Wiesenblume wegen ihrer blutstillenden und wundheilenden Wirkung. Der Sage nach hat schon der griechische Held Achilles Verletzungen mit ihr behandelt, daher auch der Name Achillesgarbe und die botanische Bezeichnung *Achillea*. Unsere Großmütter kannten sie oft noch als Grundheil, Neunkraft, Gotteshand und Heil der Welt, aber auch schlicht als Teekraut oder Bauchwehkraut, denn vormals wurde die überall zu findende Pflanze als Allheilmittel eingesetzt. Die Römer sprachen von der Schafgarbe als Venusbraue und bedienten sich ihrer als Liebeszauber. Nicht zuletzt trägt sie aber auch die Bezeichnung Frauenkraut, da sie Menstruationsbeschwerden lindert.

Sehr trefflich ist etwa der Name des Frauenmantels, dessen Blätter an einen Umhang oder eine Pelerine erinnern. Sich bei der Reife einringelnde Früchte sind bezeichnend für die Ringelblume. Rosmarin leitet sich vom Lateinischen ab und bedeutet soviel wie Meertau, gemäß seinem natürlichen Vorkommen an den mediterranen Küsten. Der Beifuß trägt seinen Namen nach dem alten Aberglauben, daß er vor Ermüdung schützt, wenn man ihn in die Schuhe legt.

Bild links: Quendel, Ringelblume und Boretsch gehören in jeden Kräutergarten.

Kräuterwissen von Generation zu Generation

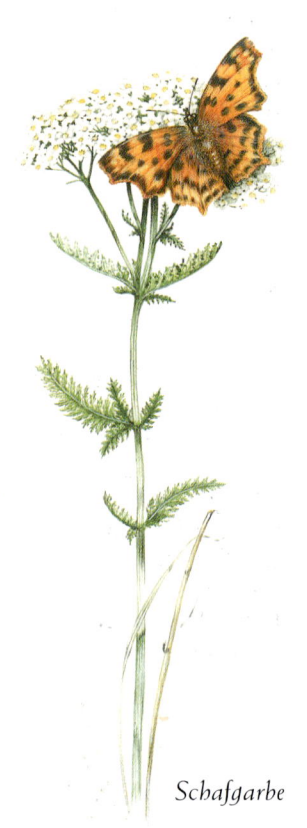

Schon allein aus den vielen Namen der Kräuter lassen sich also aufschlußreiche Hinweise auf deren Bedeutung oder Anwendung gewinnen. In früheren Zeiten wurden sämtliche Erfahrungen über Kräuter vorwiegend mündlich überliefert, wobei sich besonders eingängige und aussagekräftige Benennungen natürlich als ungemein hilfreich erwiesen. Lehrte die Mutter ihre Tochter oder die Kräuterfrau ihren Zögling neben dem Namen Schafgarbe auch die Bezeichnung Blutkraut, so blieb die Pflanze samt ihrer Anwendung eindringlich im Gedächtnis.

Heutzutage ist das Wissen um diese Beziehungen zwischen Kräuternamen und Kräutereigenschaften nur mehr selten präsent. Jüngere Generationen können sich bisweilen kaum noch etwas unter der Schafgarbe vorstellen. Manchmal erinnert man sich vielleicht noch an Volksnamen oder Redewendungen, die man von der Großmutter hörte. Einen Tee aus Bauchwehkraut empfahl sie bei Unpäßlichkeit mit dem Spruch „Schafgarb im Leib tut wohl jedem Weib". Gerade solche Verse, Anekdoten, Mythen oder ausgefallene Bezeichnungen wecken Aufmerksamkeit und bleiben beständig haften.

Wenigstens ein paar Kräuter, deren Eigenschaften und Anwendungsmöglichkeiten genauer zu kennen sollte zur Allgemeinbildung gehören. Und aus Verantwortung gegenüber ihrem Körper, ihrer Seele und ihrem Geist sollte eine Frau zumindest einen Bruchteil des Schatzes von Mutter Natur für Gesundheit und Wohlbefinden nutzen.

Schafgarbe

Kräuterkreise

Ordnung ist das halbe Leben, heißt es. Und so sortiert man auch die Kräuter und faßt sie nach verschiedenen Kriterien in Gruppen zusammen. Reichtum und Vielfalt der Natur ebenso wie unterschiedliche Beurteilungen bringen es jedoch mit sich, daß diese Einteilungen niemals völlig eindeutig sein können. Zudem verändern sich solche Systeme im Lauf der Zeit, werden neuen Betrachtungsweisen und Anforderungen angepaßt.

Kräuter untergliedert man zunächst einmal anhand alltäglicher Erfahrungen, also gemäß ihrer Verwendungsweise. Die Gruppe der Küchenkräuter ist dabei wohl die geläufigste und umfangreichste, sie

Schafgarbenblätter schmecken würzig und mild bitter. Zarte, junge Blätter kann man unter Salate, in Soßen, Quark oder Kräuterbutter mischen. Sie regen den Stoffwechsel an und wirken blutreinigend.

umfaßt im Grunde alle Pflanzen, die in der Küche irgendeinen Nutzen bringen. Gewöhnlich werden Küchenkräuter auch als Gewürz- oder Würzkräuter bezeichnet, dienen Petersilie, Schnittlauch, Salbei, Thymian und die vielen anderen doch in erster Linie zum Würzen.

Die Küchenkräuter könnte man aber ebenso zur Gruppe der Heilpflanzen stellen, denn sie sind ohne Ausnahme weit mehr als bloße Geschmacksträger. Selbst wenn manche, etwa Schnittlauch und Petersilie, nicht zur Linderung akuter Beschwerden dienen, bereichern sie doch die Nahrung mit Vitaminen, Mineralien und mit weiteren Inhaltsstoffen, die unverzichtbar für die Gesundheit sind. Schnittlauch enthält beispielsweise reichlich Vitamin C und wirkt Blutarmut entgegen, Petersilie ist mineralstoffreich und regt den Stoffwechsel an.

Heilkraut oder nicht?

Salbei *(Salvia officinalis)* und Thymian *(Thymus vulgaris)* sind zweifellos anerkannte Heilkräuter, die selbst einer überaus argwöhnischen Überprüfung ihrer medizinischen Eigenschaften standhalten. Ihr heilender Einfluß ist wissenschaftlich belegt. Schwierig wird es, wenn mit einem Kraut zwar über Jahrhunderte immer wieder Heilerfolge erzielt wurden, sich dessen Wirkkraft aber mit den heute zur Verfügung stehenden Methoden nicht eindeutig nachweisen läßt. So ist etwa der Majoran *(Origanum majorana)* in das Kreuzfeuer geraten, da viele Schulmediziner dessen Wirksamkeit als nicht belegt ansehen und das Bundesgesundheitsamt eine medizinische Anwendung sogar als bedenklich einstuft. Andere Ärzte wiederum haben gute Erfahrungen mit der aromatischen Pflanze gemacht, Homöopathen setzen sie erfolgreich bei Störungen der weiblichen Sexualität ein, die Volksheilkunde kennt gar eine Fülle von Anwendungsgebieten.

Der Mensch ist weit davon entfernt, alle Phänomene dieser Welt zu begreifen oder logisch erklären zu können. Was kümmert eine besorgte Mutter die Nachweisbarkeit der Heilkraft von Majoran, wenn sie ihrem Säugling mit der Majoransalbe schnell Linderung bei Blähungen und Schnupfen verschaffen kann. Wird man nicht ganz automatisch immer wieder auf ein Mittel, ein Heilkraut zurückgreifen, das schon einmal geholfen hat, auch wenn vielleicht eher Hoffnung und Glaube für dessen Wirksamkeit ausschlaggebend sind? Oder verfügt die Pflanze doch über magisch-mystische Kräfte?´

Küchenkräuter können mehr als würzen: Ein duftendes Desinfektionsmittel für Küche und Bad stellt man her, indem man eine Handvoll Rosmarin-, Lavendel-, Salbei- und/oder Thymianblätter und -stengel in einem Liter Wasser etwa 30 Minuten sanft köcheln läßt und danach absieht. Den Sud zum Nachspülen in der Toilette verwenden oder zur Luftreinigung fein versprühen.

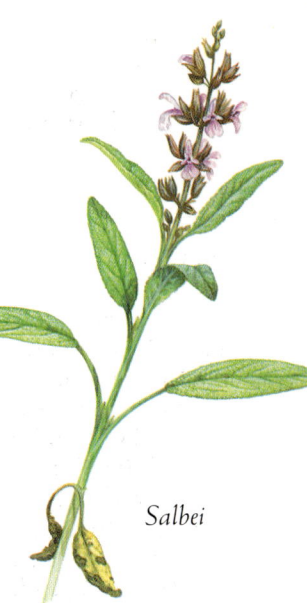

Salbei

Zauberhafte Düfte – duftender Zauber

„Dann gaukelt Zephyr in den Blüthen, Und küßet sie, Und weht mir mit den Düften Freude In meine Brust."
Ludwig Christoph Heinrich Hölty

Eine weitere Streitfrage stellt sich: Inwieweit üben Düfte einen Einfluß auf die menschliche Psyche aus, können sie gar auf den Körper einwirken? Daß der Nasenkitzel eine überragende Rolle im Gefühlsleben spielt, ist inzwischen erwiesen. Von der Stimmung hängt aber doch auch das allgemeine Wohlbefinden ab – und nur wer sich wohl fühlt, ist auch gesund. Das diffizile Zusammenspiel von Emotionen und körperlichen Funktionen läßt sich durch gezielten Einsatz von Pflanzendüften durchaus steuern, sagt die Aromatherapie, die auf eine 5000jährige Geschichte zurückblicken kann. Sie setzt Düfte ein, um ein psychisches Gleichgewicht zu erzielen und so die Selbstheilungskräfte des Körpers zu stärken. Lieferanten für die aromatischen Riechstoffe sind einmal mehr Floras Kinder.

Dekorativ, luftreinigend, entspannend: Frischen Lavendel mit Schleifen zu kleinen Sträußchen binden und an einem mehrfach verzweigten Ast, zum Beispiel Korkenzieherhasel, befestigen. Wie ein Mobile aufhängen oder in eine Vase stellen. Von Zeit zu Zeit mit ein paar Tropfen Lavendelöl auffrischen.

Wieder eröffnet sich also eine Kräutergruppe, die der Duftkräuter. Viele der am intensivsten und am angenehmsten riechenden Kräuter findet man unter den Heilkräutern – erstaunlicherweise oder folgerichtig? Lavendel *(Lavandula angustifolia)*, Pfefferminze *(Mentha x piperita)*, Melisse *(Melissa officinalis)* und ihresgleichen sorgen in jedem Fall für ein zauberhaftes, sinnliches Erlebnis, sind Balsam für die Seele.

Wohlriechende Pflanzenessenzen können die unterschiedlichsten Effekte hervorrufen: Lavendel reinigt den Geist, Pfefferminze erfrischt ihn und Melisse stärkt ihn. Die Wirkweisen gehen jedoch wesentlich weiter. Duftspendende Kräuter sind subtile Zaubermittel, ihre Gerüche schweben nicht nur in das Gefühlszentrum, sondern breiten sich auch in der Umgebung aus. Parfüms und Toilettenwasser haben also nicht allein den Zweck, das persönliche Wohlbehagen zu steigern, sondern tragen auf flüchtigen Schwingen geheime Botschaften weiter – zumeist erotischer Natur.

Kräuterhexensegen

Nicht nur in diesem Licht erscheinen Kräuter wahrhaft magisch. Jedem Kraut hat man während der Jahrtausende, in den verschiedenen Kulturen und Zeitströmungen irgendwann einmal eine ganz besondere Zauberkraft zugesprochen. Rosmarin beispielsweise, dessen Duftstoffe die Ausschüttung von körpereigenen, schmerzlindernden Hormonen (Endorphine) fördern, wurde im alten Ägypten zu rituellen

Räucherungen verwendet. Die Athener und die Römer schätzten Rosmarin als Aphrodisiakum, im Mittelalter meinten Alchimisten mit ihm ein Allheilmittel gegen jedes Übel herstellen zu können, das Volk glaubte mit ihm Elfen anzulocken und böse Geister zu vertreiben. Noch heute steckt man Täuflingen, Konfirmanden und Hochzeitern Rosmarinsträußchen an, um alles Unheil von ihnen abzuwehren.

Häufig verbirgt sich Aberglaube hinter den Zaubermächten und Hexenkräften, die man in den Kräutern vermutet. Wenn schon der Glaube die Kraft von Kräutern unterstützen mag, sollte auch ein wenig Beschwörung nicht schaden. Die weise Magie einer Kräuterhexe ruht stets auf einem festen Glauben an eine Muttergöttin, strebt die Einheit von Sinnlichem und Übersinnlichem an und erschließt die geheimnisvolle Tiefe des Lebens.

„Und dies sind die Worte der Sternengöttin,
an deren Füßen himmlischer Staub haftet
Und deren Leib das Universum umkreist:
Ich, die ich die Schönheit der grünen Erde bin
Und die weiße Mondin unter den Sternen
Und das Mysterium der Wasser,
Ich rufe eure Seelen, sich zu erheben und zu mir
zu kommen.
Denn ich bin die Seele der Natur, die das Universum
lebendig macht.
Aus mir gehen alle Dinge hervor, und zu mir müssen
sie zurückkehren.
Ehret mich fröhlichen Herzens, denn seht,
Alle Akte der Liebe und der Freude sind meine Rituale.
Laßt in euch walten Schönheit und Stärke, Kraft und
Leidenschaft, Heiterkeit und Ehrfurcht.
Und ihr, die ihr mich erkennen wollt, wisset, daß euer
Suchen und Sehnen euch nicht helfen wird,
Es sei denn, ihr kennt das Mysterium: Denn
Wenn ihr das, was ihr sucht, nicht in euch selbst findet,
Werdet ihr es auch niemals finden. Denn seht,
Ich bin bei euch gewesen von Anbeginn, und ich bin es,
zu der ihr am Ende eurer Wünsche gelangt."

Aus „Der Hexenkult als Ur-Religion der Großen Göttin", Starhawk

Petrosillum

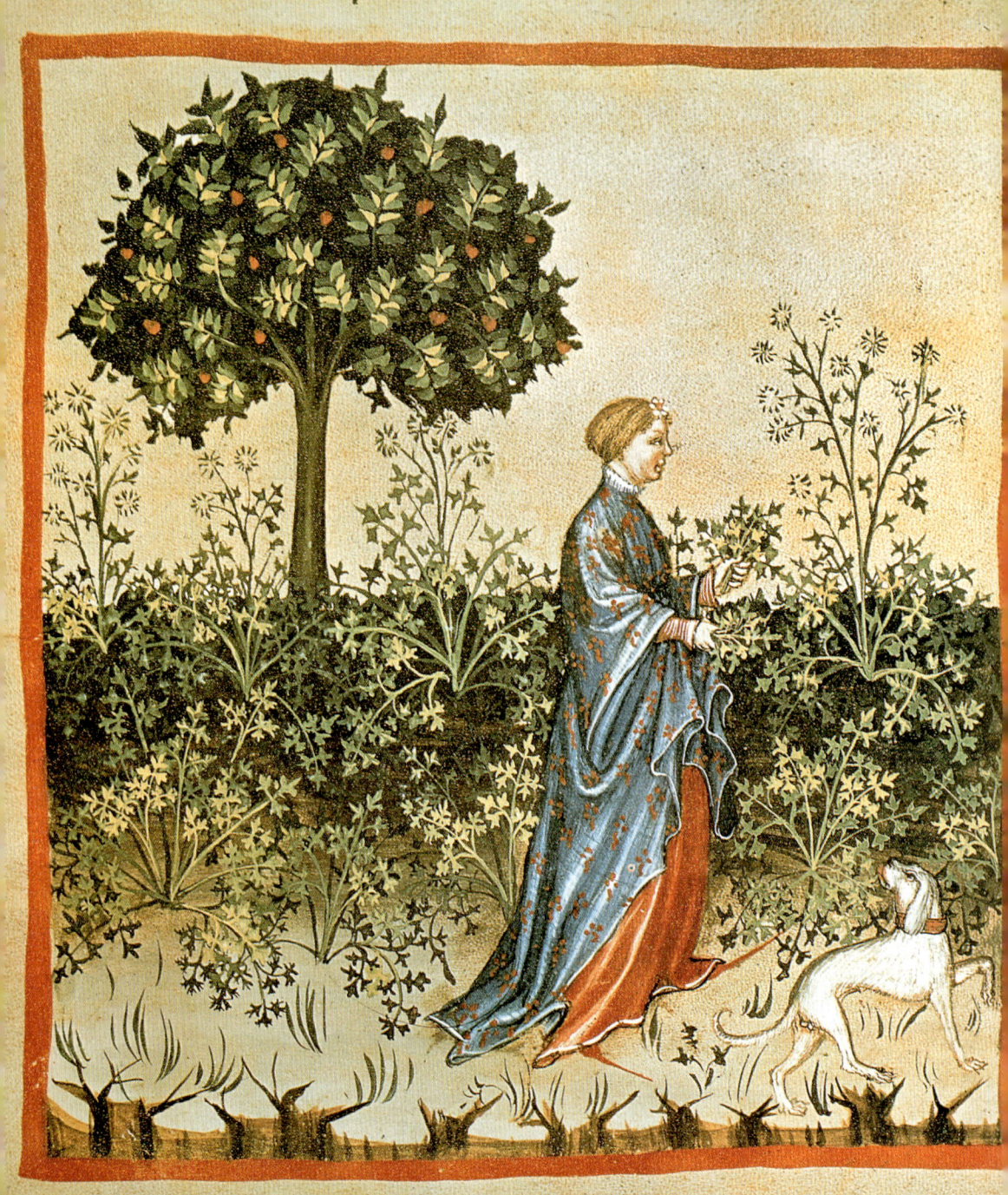

Petrosillum oplo. ca. 7. sic. in 2. Electo ortulan' 7 domestic'. iuuamtum pucat urinã. 7 menstrua. 7 apt opilatices. nocumtum nimi' usus addust sodam. remō nocumti etiaceto. gñat sanguine caliñ. Iouem. 7. fris. 7 huis. senib3. hyeme. omnib3. regionib3.

Heilende Kräuter für Frauen

Kräuter für Gesundheit und Wohlbefinden

Zu den Frauenkräutern im engeren Sinn zählen solche, die spezielle Wirkungen auf den weiblichen Organismus und dessen Rhythmus ausüben. Sie begleiten eine Frau durch alle Lebensstadien, von der Pubertät bis zu den Wechseljahren, und eine besonders gewichtige Rolle spielen sie im Hinblick auf Fruchtbarkeit und Schwangerschaft. Im weiteren Kreis lassen sich jene Kräuterschätze von Mutter Natur hinzurechnen, die zwar nicht direkt die weiblichen Fortpflanzungsorgane beeinflussen, aber doch bei typischen Frauenproblemen zum Einsatz kommen, etwa bei Migräne.

Gesundheit bedeutet, daß Körper und Geist sich im Einklang miteinander und mit dem Takt der Natur befinden. Seit alters wissen Frauen, daß eine entsprechende Lebensweise vonnöten ist, um dieses Gleichgewicht zu bewahren. Ausreichende Bewegung an der frischen Luft, eine ausgewogene Ernährung mit guter Vitamin- und Mineralstoffversorgung, Hygiene, aber auch der Wechsel zwischen Aktivität und Ruhe, Anspannung und Entspannung bilden die Basis für das allgemeine Wohlbefinden.

Und trotzdem kann die Balance einmal aus dem Lot kommen. Dann finden sich Unwohlsein sowie körperliche und seelische Beschwerden ein. Kräuter vermögen die Harmonie wieder herzustellen, doch ihre heilbringenden Kräfte können sie nur dann vollends entfalten, wenn man Körper und Geist darauf einstimmt. Das läßt sich durch eine leichte sowie vitalstoffreiche Kost, reichliche Flüssigkeitszufuhr und die Vermeidung von belastenden Einflüssen wie Streß und Hektik erzielen, aber auch durch den Verzicht auf Nikotin, Koffein und Alkohol. Daneben sollte man für regelmäßige Entspannungsphasen sowie ausreichenden Schlaf sorgen und die Seele durch so einfache Maßnahmen wie ein duftendes Bad, ein aufmunterndes Gespräch mit der Freundin oder eine beruhigende Mußestunde baumeln lassen.

Da Körperbewußtsein, das Wissen um natürliche Zusammenhänge und die Kenntnis der auf die Weiblichkeit wirkenden Kräuterkräfte heute oft nur noch rudimentär vorhanden sind, sollte man stets gründlich abwägen, bis zu welchem Punkt eine Selbstbehandlung

Auf der Flucht vor Herodes bat Maria die Blumen des Feldes um Versteck. Allein der Salbei gewährte ihr, sich unter ihm zu verbergen. Dafür erklärte Maria den Salbei zu einer Pflanze, die für alle Zeit vom Menschen geliebt werden soll, und daß er ab sofort die Kraft habe, alle Krankheiten zu heilen, ja sogar vor dem Tode zu bewahren.

Bild links: Die aus dem Mittelmeerraum stammende Petersilie ist das meistverwendete Küchenkraut, aber auch eine geschätzte Heilpflanze. Italienische Buchmalerei aus dem sog. Hausbuch der Cerruti (14. Jh.), Buchillustration „Petersilie"

statthaft ist. Nie darf außer acht gelassen werden, daß sich auch hinter leichten Beschwerden unter Umständen eine noch nicht erkannte, ernsthafte Erkrankung verbergen kann.

Die nachfolgenden Kräuterrezepturen für die häufigsten Frauenbeschwerden stellen nur eine Auswahl dar. Versierte Naturheilkundler sind die richtigen Ansprechpartner für viele weitere Anwendungen. Im Kapitel „Vom Umgang mit Kräutern" (Seite 95 ff.) werden die verschiedenen Zubereitungen wie Aufguß, Abkochung, Tinktur usw. detailliert beschrieben. Der in Klammern ergänzte *botanische Name* eines Krauts soll eine Verwechslung mit anderen Arten verhindern. Klassische Frauenkräuter wie Kamille, Melisse, Frauenmantel und andere, die in allen Anwendungen stets nur mit ihrem deutschen Namen genannt sind, werden im Kapitel „Klassische Frauenkräuter auf einen Blick" (Seite 110 ff.) ausführlich porträtiert (auch die dort genannten Warnhinweise beachten!).

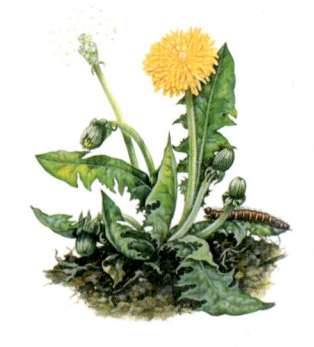

Löwenzahn

Frauenkräuter gegen Zyklusbeschwerden

Bei vielen Frauen kommt es im Verlauf des Monatszyklus zu verschiedenen Beschwerden, die mit einem unausgeglichenen Wechselspiel der Hormone zusammenhängen. Körperliches wie auch seelisches Unwohlsein, das sich etwa in Schmerzen, Spannungsgefühlen, Abgeschlagenheit oder Gereiztheit äußert, kann in den unterschiedlichsten Phasen des Zyklus auftreten. Diese Unpäßlichkeiten sind zwar unangenehm und oft recht belastend, doch lassen sie sich mit Kräutern sehr gut lindern.

Beschwerden an den Tagen vor der Periode
Im Zeitraum zwischen Eisprung und Einsetzen der Regelblutung klagen viele Frauen über eine Vielzahl von Beschwerden, die man unter dem Begriff prämenstruelles Syndrom (PMS) zusammenfaßt: von Wasseransammlungen aufgedunsenes Gewebe, empfindliche Brüste, ein Ziehen im Unterleib, Kopfschmerzen, Verstopfung, Durchfall, Nervosität, Antriebslosigkeit, Konzentrationsmangel, Depression und andere. Je nachdem, welche Symptome sich einstellen, können Frauenkräuter gezielt einzeln oder in Kombination angewendet werden. Unterstützend sind Kräuter angebracht, die die Leber in ihrer Funktion anregen, den Hormonhaushalt auszubalancieren.

- Zur Regulierung des Hormonhaushalts und damit gegen allgemeine Zyklusbeschwerden: Mönchspfeffer *(Vitex agnus-castus)*.
Teeaufguß aus den Früchten: bei Bedarf 1- bis 3mal täglich 1 Tasse, kurmäßig über 6 Monate 3mal täglich 1 Tasse; Tinktur: kurmäßig über mindestens 8 Wochen morgens 15 Tropfen mit etwas Flüssigkeit verrührt.
- Gegen Wasseransammlungen, Aufgedunsenheit, Schwellungen in Beinen und/oder Brüsten: Löwenzahn *(Taraxacum officinale)*.
Teeabkochung aus der Wurzel: 2mal täglich 1 Tasse; Saft (im Handel erhältlich): 2mal täglich 1 Eßlöffel.
- Gegen Druckempfindlichkeit, Spannungen und Schwellungen der Brüste: Ringelblume.
Teeaufguß aus den Blüten: 1mal täglich 1 Tasse; Salbe: morgens und abends sanft einmassieren.
- Gegen Ziehen und Schmerzen im Unterleib: Kamille.
Teeaufguß aus den Blüten: 3mal täglich 1 Tasse oder als Zusatz für ein Sitz- oder Vollbad.
- Gegen Kopfschmerzen, Migräne: Pfefferminze.
Teeaufguß aus den Blättern: 1- bis 3mal täglich 1 Tasse; ätherisches Öl: je 1 Tropfen sanft in die Schläfen einmassieren.
- Gegen Nervosität, Anspannung und Stimmungsschwankungen: Lavendel.
Teeaufguß aus den Blüten: bei Bedarf 1- bis 3mal täglich 1 Tasse oder als Zusatz für ein Vollbad.
- Gegen Depression, Antriebslosigkeit und Abgeschlagenheit: Johanniskraut.
Teeabkochung aus dem Kraut: 2- bis 3mal täglich 1 Tasse.

Tee gegen PMS
2 Teile Frauenmantel, Kraut
2 Teile Brennessel *(Urtica dioica)*, Blätter
2 Teile Ringelblume, Blüten
1 Teil Melisse, Blätter
1 Teil Kamille, Blüten
1 Teil Rose *(Rosa centifolia)*, Blütenblätter
Aus dieser Mischung einen Aufguß bereiten und 2- bis 3mal täglich 1 Tasse trinken.

Lebertee
(im Handel gibt es auch fertige Mischungen)
2 Teile Mariendistel *(Silybum marianum)*, Samen
1 Teil Schöllkraut *(Chelidonium majus)*, Kraut
1 Teil Löwenzahn *(Taraxacum officinale)*, Kraut und Wurzel
1 Teil Pfefferminze, Kraut
Aus dieser Mischung einen Aufguß bereiten und 2- bis 3mal täglich 1 Tasse trinken.

Mariendistel

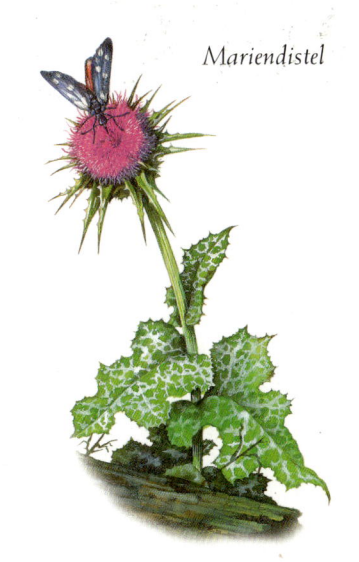

Schmerzhafte Periode

Nicht wenige und vor allem junge Frauen plagen während der Menstruation ziehende oder stechende, krampf- bis kolikartige Schmerzen im Unterleib und im Kreuz, die teilweise bis in die Oberschenkel ausstrahlen. Die manchmal sehr starken oder in Wellen auftretenden Schmerzen beginnen kurz vor oder mit dem Einsetzen der Regelblutung und können ein bis drei Tage anhalten. Oft gehen sie mit Kreislaufstörungen, Kopfschmerzen, Durchfall, Übelkeit und Erbrechen einher. Schmerzauslösend sind zu heftige und gehäufte Kontraktionen der Gebärmutter, wodurch die Durchblutung vermindert wird, was zusätzlich Krämpfe herbeiführt. Ältere Frauen verspüren dagegen häufiger dumpfe, länger anhaltende, aber meist nicht so starke Schmerzen im Unterleib, Rücken und in den Oberschenkeln, die bereits mehrere Tage vor Beginn der Blutung einsetzen können und oft von einem allgemeinen Schweregefühl begleitet werden. Ursache sind vor allem Blutstauungen in der Gebärmutter.

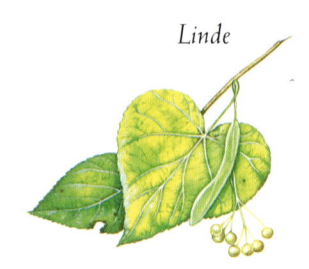

Linde

- Gegen krampfartige Unterleibsschmerzen: Frauenwurzel *(Caulophyllum thalictroides)*.
Teeaufguß aus der Wurzel: abends 1 Tasse vor dem Schlafengehen. ACHTUNG: Nicht zu Beginn der Schwangerschaft einnehmen!
- Gegen dumpfe Unterleibsschmerzen: Frauenmantel.
Teeaufguß aus dem Kraut: 2- bis 3mal täglich 1 Tasse.
- Gegen schmerzende Verspannungen: Linde *(Tilia platyphyllos, T. cordata)*.
Teeaufguß aus den Blüten: 2- bis 3mal täglich 1 Tasse.
- Gegen Kopfschmerzen: Rosmarin oder Kamille.
Teeaufguß aus den Blättern bzw. Blüten: morgens und mittags je 1 Tasse oder Rosmarin als Zusatz für ein Vollbad (nicht abends).
- Gegen Übelkeit: Lavendel.
Teeaufguß aus den Blüten: bei Bedarf 1 bis 2 Tassen (langsam und in kleinen Schlucken trinken).

Tee gegen Menstruationsschmerzen
1 Teil Ingwer *(Zingiber officinale)*, feingeriebene Wurzel
1 Teil Schafgarbe, Kraut
Aus dieser Mischung einen Aufguß bereiten und 2- bis 3mal täglich
1 Tasse, gewürzt mit einer Prise Zimt, langsam und in kleinen Schlucken trinken.

Entkrampfender, durchblutungsfördernder Tee
2 Teile Kamille, Blüten

2 Teile Schafgarbe, Kraut
1 Teil Melisse, Blätter
1 Teil Baldrian *(Valeriana officinalis)*, Wurzel
1 Teil Fenchel, Früchte
Aus dieser Mischung einen Aufguß bereiten und 2- bis 3mal täglich 1 Tasse trinken.

Entstauender Tee
2 Teile Frauenmantel, Kraut
1 Teil Ringelblume, Blüten
1 Teil Himbeere *(Rubus idaeus)*, Blätter
Aus dieser Mischung einen Aufguß bereiten und 2- bis 3mal täglich 1 Tasse trinken.

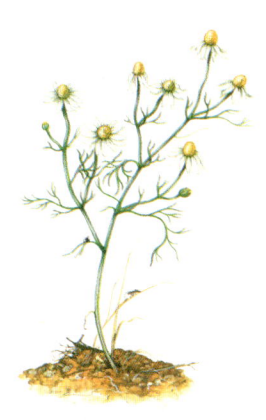

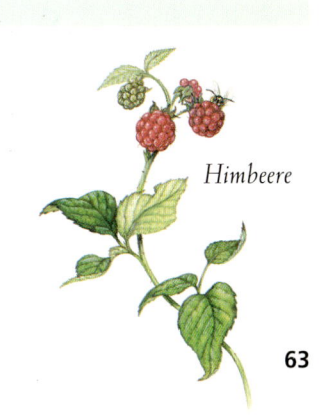

Kamille

Starke Periodenblutungen
Während der Monatsblutung, die durchschnittlich zwei bis fünf Tage anhält, verlieren Frauen unterschiedliche Mengen Blut, am meisten in den ersten beiden Tagen, dann allmählich weniger. Ist die Blutung so stark, daß Binden oder Tampons alle ein bis zwei Stunden gewechselt werden müssen, größere Blutklumpen ausgeschieden werden oder das Blut regelrecht fließt, oder wenn sich die Periode über mehr als fünf Tage hinzieht, ist der Blutverlust unverhältnismäßig hoch. Die Ursachen sollten unbedingt abgeklärt werden. Bisweilen läßt sich aber kein genauer Grund für starke Blutungen feststellen, und dann kann man mit Pflanzen helfen, die den Blutverlust verringern und die Gebärmutter stärken.

- Zur Kräftigung der Gebärmutter: Himbeere *(Rubus idaeus)*.
  Teeaufguß aus den Blättern: kurmäßig über mehrere Wochen 2mal täglich 1 Tasse.
- Zur Verringerung des Blutverlusts: Salbei.
  Teeaufguß aus den Blättern: 2mal täglich 1 Tasse.

Blutungsstillender und entkrampfender Tee
2 Teile Salbei, Blätter
2 Teile Schafgarbe, Kraut
2 Teile Melisse, Blätter
1 Teil Pfefferminze, Blätter
Aus dieser Mischung einen Aufguß bereiten und 2- bis 3mal täglich 1 Tasse trinken.

Himbeere

Ausbleibende Periode

Die unterschiedlichsten Faktoren können zur Folge haben, daß die Regelblutung nicht zum gewohnten Termin einsetzt. Da ernsthafte Erkrankungen die Ursache sein können, muß unbedingt eine genaue Diagnose gestellt werden. Häufig sind jedoch Streß, Gewichtsverlust, Krankheiten, das Absetzen der Pille und andere Einflüsse auf den weiblichen Organismus der Grund. Die Blutung bleibt auch aus, wenn eine Schwangerschaft besteht. Es gibt eine ganze Reihe von Frauenkräutern, die die Menstruation auslösen; sie dürfen nur unter fachmännischer Aufsicht und mit Bedacht angewendet werden, denn immerhin gelten sie auch als Abtreibungsmittel. So diente etwa früher die Polei- oder Frauenminze *(Mentha pulegium)* als gynäkologisches Tonikum, das Blutungen auslöste und in entsprechender Dosierung den Fötus austrieb, dabei aber nicht selten auch seine giftige Wirkung zeigte. Hilfreich und unbedenklich erweisen sich Kräuter, die das Gleichgewicht im Hormonhaushalt wieder herstellen oder allgemein die Konstitution stärken sowie streßbedingte Einwirkungen auf den Zyklus mindern.

- Zur Anregung der Periodenblutung: Beifuß.
Teeaufguß aus dem Kraut: 1- bis 3mal täglich 1 Tasse (nur 1 bis 2 Minuten ziehen lassen).
- Zur Stimulierung von Gebärmutter und Eierstöcken: Frauenmantel.
Teeaufguß aus den Blättern: 1- bis 3mal täglich 1 Tasse über mehrere Wochen hinweg.
- Zur Stärkung bei streßbedingtem Ausbleiben der Periode: Eisenkraut.
Teeaufguß aus dem Kraut: 2mal täglich 1 Tasse.

Frauenkräuter rund um die Fruchtbarkeit

Wenn in ihrem Schoß neues Leben heranwächst, ist das für viele Frauen die Krönung ihres Daseins. Die Mutterschaft bestätigt die Frau wie kein anderes Ereignis in ihrer Weiblichkeit. Doch tritt eine Schwangerschaft ungewollt oder zur falschen Zeit ein, mag sie möglicherweise mit Kummer oder Not einhergehen. Seit Urzeiten stehen Kräuter den Frauen bei, wenn es um die Förderung ihrer Fruchtbarkeit geht. Aber schon immer auch rief man die Kräutermächte an, um eine Schwangerschaft zu verhüten oder vorzeitig zu beenden. Weise Frauen kannten Pflanzen für alle diese Fälle.

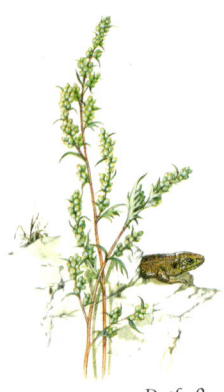

Beifuß

Während man deren Wissen in alter Zeit für jegliche Anwendungsweise schätzte und guthieß – ob die Fruchtbarkeit fördernd oder unterdrückend –, wandelte sich diese Einstellung später. Eine Geburtenplanung mittels Kräuter erschien verwerflich, der Abbruch einer „gottgegebenen" Schwangerschaft war eine Todsünde. Selbst die Anwendung von Kräutern, die die Empfängnisbereitschaft stärken, die Schwangerschaft unterstützen und die Geburt erleichtern sollten, wurde zumindest als verdächtig angesehen. Es galt als Bestimmung der Frau, ihre Kinder unter Schmerzen zu gebären, gleichsam als Sühne für den Sündenfall. So war es Hebammen lange Zeit unter hohen Strafen verboten, schmerzlindernde Mittel bei der Geburt zu verabreichen.

Unter der Vorherrschaft künstlich hergestellter Mittel, die heutzutage etwa zur Fruchtbarkeitsregulierung, Wehenförderung und Wehenschmerzlinderung eingesetzt werden, ist das Wissen um die Kräuter weitgehend verlorengegangen. Doch viele Frauen wollen ihren Körper gerade in für sie so elementaren Belangen lieber der Kraft der Natur überantworten.

Das ätherische Öl der Rose (*Rosa*-Arten) wirkt sich förderlich auf die weiblichen Geschlechtsorgane aus. Regelmäßige Massagen oder Bäder mit Rosenöl unterstützen den Fortpflanzungsapparat und steigern die Fruchtbarkeit, insbesondere wenn Streß der hauptsächliche Faktor für Störungen ist.

- Zur Stärkung der Fruchtbarkeit: Chinesische Engelwurz *(Angelica sinensis)*.
Teeaufguß aus der Wurzel: kurmäßig über mehrere Monate 3mal täglich 1 Tasse.
- Zur Unterstützung des Hormonhaushalts und der sexuellen Funktionen: Melisse.
Teeaufguß aus den Blättern: kurmäßig über mehrere Monate 2- bis 3mal täglich 1 Tasse.
- Zur Vorbeugung gegen eine Fehlgeburt: Heloniaswurzel *(Chamaelirium luteum)*.
Teeaufguß aus der Wurzel: während der ersten vier Schwangerschaftsmonate 1mal täglich 1 Tasse.

Frauenkräuter rund um die Schwangerschaft

Nichts liegt einer werdenden Mutter so sehr am Herzen, als sich selbst und das heranwachsende Kind optimal auf die Geburt vorzubereiten. Die Zeit der Schwangerschaft ist meist geprägt von Hochgefühl und freudiger Erwartung, aber nicht selten mischen sich auch Ängste und Sorgen darunter. Und während sich der Körper der Frau verändert, kommt oftmals auch die Belastung der Schwangerschaft zum Vorschein, die sich in den unterschiedlichsten Beschwerden äußern kann. Damit die „anderen Umstände" als beglückender Lebensabschnitt erfahren werden, hält Mutter Natur eine Fülle von Pflanzen bereit.

Die Entbindung stellt einen ganz besonderen Einschnitt dar, auch einen kritischen Moment, der über das Wohlergehen von Mutter und Kind entscheidet. Beistand leistet vor allem eine Hebamme. Diese erfahrenen, verständnisvollen und resoluten Frauen bedienten sich in früheren Zeiten ausnahmslos der Hilfe von Kräutern, um die Geburt zu erleichtern. Mit Tränken und Salben wußten sie ebenfalls eine gezielte Nachsorge zu betreiben.

Die ersten Schwangerschaftsmonate

- Zur Stärkung der Gebärmutter: Himbeere *(Rubus idaeus)*.
Teeaufguß aus den Blättern: kurmäßig über mehrere Wochen 2- bis 3mal täglich 1 Tasse.
- Gegen Übelkeit und Erbrechen: Pfefferminze.
Teeaufguß aus den Blättern oder 3 bis 5 Tropfen Tinktur in etwas Wasser verrührt bei Bedarf lauwarm und in kleinen Schlucken trinken.
- Gegen Sodbrennen: Kamille.
Teeaufguß aus den Blüten oder 3 bis 5 Tropfen Tinktur in etwas Wasser verrührt bei Bedarf mäßig warm und in kleinen Schlucken trinken.
- Zur Vorbeugung gegen Eisenmangel: Beim Kochen und in Salaten Schnittlauch *(Allium schoenoprasum)*, Sauerampfer *(Rumex acetosa)*, Portulak *(Portulaca oleracea)*, Koriandergrün *(Coriandrum sativum)*, Löwenzahn *(Taraxacum officinale)*, Petersilie *(Petroselinum crispum)* verwenden; Holunder *(Sambucus nigra)* in Form von Saft trinken.

Kräuteröl zur Vorbeugung von Schwangerschaftsstreifen
10 g getrocknete Lavendelblüten
10 g getrocknete Ringelblumenblüten, 100 ml Weizenkeimöl
Blüten mit dem Öl mischen, 2 bis 3 Wochen an einem warmen Ort ziehen lassen, abfiltern und in dunkle Flaschen umfüllen. Während der gesamten Schwangerschaft täglich sanft einmassieren.

Schwangerschaftstee
2 Teile Himbeere *(Rubus idaeus)*, Blätter
2 Teile Rebhuhnbeere *(Mitchella repens)*, Kraut
1 Teil Melisse, Blätter, 1 Teil Johanniskraut, Kraut
1 Teil Fenchel, Samen
2 Teile Zitronenverbene *(Aloysia triphylla)*, Blätter
Aus dieser Mischung einen Teeaufguß bereiten und 2- bis 3mal täglich 1 Tasse trinken.

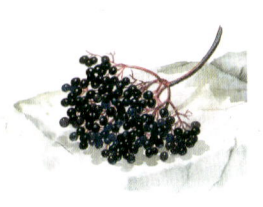

Holunder

Die letzten Schwangerschaftsmonate

- Zur Entspannung: Rose.
Ätherisches Öl: etwa 5 Tropfen mit neutralem Massageöl mischen und Rücken und Bauch sanft massieren.
- Bei Verstopfung: Fenchel.
Teeaufguß aus den Samen: 2- bis 3mal täglich 1 Tasse.
- Zur Vorbereitung auf die Geburt: Rebhuhnbeere *(Mitchella repens)*.
Teeaufguß aus dem Kraut: 2- bis 3mal täglich 1 Tasse; Tinktur: 2- bis 3mal täglich 1/2 Teelöffel mit etwas Wasser verrührt.
- Zur Erleichterung der Geburt und Förderung der Milchbildung: Frauenmantel.
Teeaufguß aus dem Kraut: 2- bis 3mal täglich 1 Tasse
(4 bis 6 Wochen vor der Geburt damit beginnen).

Geburtsvorbereitendes Bad
(macht das Gewebe geschmeidiger und bereitet Muskeln und Bänder auf Kontraktionen und Dehnung vor)
2 Teile Rose *(Rosa centifolia)*,
Blütenblätter oder ätherisches Öl
2 Teile Rosenpelargonie *(Pelargonium graveolens)*,
Blätter oder ätherisches Öl
1 Teil Lavendel, Blüten oder ätherisches Öl
1 Teil Kamille, Blüten oder ätherisches Öl
Die Pflanzenteile mischen, einen Absud bereiten und diesen bzw. die vermischten ätherischen Öle ins Badewasser geben.

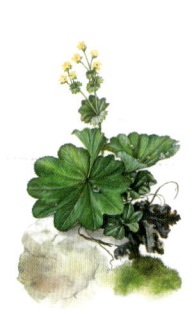

Tees aus **Himbeere** *(Rubus idaeus)*, **Mädesüß** *(Filipendula ulmaria)* **oder Löwenzahnblättern** *(Taraxacum officinale)* **wirken harntreibend und beugen Ödemen vor.**

Frauenmantel

Während der Geburt

- Zur Linderung von Wehenschmerzen: Muskatellersalbei *(Salvia sclarea)*.
Ätherisches Öl zur Dampfinhalation und/oder Massage von Unterleib und unterem Rückenbereich mit verdünntem ätherischem Öl.
- Zur Wehenförderung bei schwachen, unregelmäßigen Kontraktionen: Mutterkraut *(Tanacetum parthenium)*.
Teeaufguß aus dem Kraut: bei Bedarf 1 bis 2 Tassen (in kleinen Schlucken trinken).
- Gegen Ängste und Verspannungen: Lavendel.
Ätherisches Öl zur Dampfinhalation.

Die Zeit nach der Geburt

- Zur allgemeinen Rekonvaleszenz: Chinesische Engelwurz *(Angelica sinensis)*. Teeabkochung aus der Wurzel: 2- bis 3mal täglich 1 Tasse über mehrere Wochen.
- Für die Rückbildung der Gebärmutter: Rosenpelargonie *(Pelargonium graveolens)*. Verdünntes ätherisches Öl zur Massage des Unterleibs.
- Zur Dammheilung: Ringelblume. Tinktur: 1 Teelöffel einem Sitzbad zugeben.
- Gegen nachgeburtliche Depression: Eisenkraut. Teeaufguß aus dem Kraut: 2- bis 3mal täglich 1 Tasse.
- Zur Vorbeugung gegen Milchstau und Brustentzündungen: Frauenmantel. Umschlag: Teeabkochung aus den Blättern bereiten, mit 1 Eßlöffel Honig vermischen, ein Tuch damit tränken und auf die Brust legen.

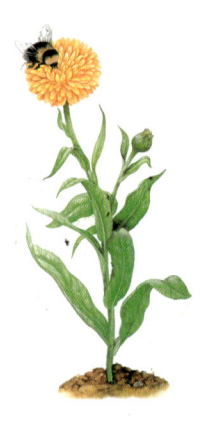

Tee gegen nachgeburtliche Schmerzen

3 Teile Passionsblume *(Passiflora incarnata)*, Blüten und Blätter
1 Teil Ingwer *(Zingiber officinale)*, frische Wurzel
2 Teile Amerikanischer Schneeball *(Viburnum prunifolium)*, Wurzelrinde. Aus dieser Mischung einen Aufguß bereiten und 3mal täglich 1 Tasse trinken.

Milchbildender Tee

1 Teil Himbeere *(Rubus idaeus)*, Blätter
1 Teil Fenchel, Samen
Aus dieser Mischung einen Aufguß bereiten, nach Belieben mit Zimt oder Kümmel würzen und 3- bis 5mal täglich 1 Tasse trinken.

Ringelblume

Frauenkräuter rund um die Wechseljahre

Mit den Jahren nimmt die Fruchtbarkeit der Frau ab, die Eierstöcke verringern ihre Hormonproduktion allmählich. Die monatliche Blutung wird zunächst unregelmäßig, schließlich bleibt sie ganz aus. Manche Frauen empfinden die Menopause als Befreiung, andere dagegen sehen darin eine negative Wendung zum Alter. Dabei handelt es sich um einen ganz natürlichen Vorgang im weiblichen Leben. Je mehr sich eine Frau von der Vorstellung befreit, daß ihre Attraktivität und ihr Selbstwertgefühl von Jugendlichkeit und Fruchtbarkeit abhängen, und je positiver sie das Älterwerden, das wie jeder Lebensabschnitt seine Vorzüge hat, sieht, desto weniger wird sie unter der Umstellung in den Wechseljahren leiden. Wird der Psyche der Druck genommen, läßt es sich mit Problemen wie Hitzewallungen, Stimmungsschwankungen, Herzklopfen und vermindertem sexuellem Interesse besser umgehen. Darüber hinaus kann jede Frau Wechseljahrsbeschwerden mit Kräutern wirksam begegnen.

- Gegen Depression: Rosmarin. Teeaufguß aus den Blättern: 2- bis 3mal täglich 1 Tasse.
- Gegen nervöse Unruhe: Lavendel. Teeaufguß aus den Blättern: 2- bis 3mal täglich 1 Tasse.
- Gegen Schlafstörungen: Melisse. Teeaufguß aus den Blättern: 2- bis 3mal täglich 1 Tasse.
- Gegen Hitzewallungen und Nachtschweiß: Salbei. Teeaufguß aus den Blättern: regelmäßig 1 Tasse vor dem Schlafengehen.
- Gegen Trockenheit, Reizung und Wundsein der Scheide: Ringelblume. Salbe: dünn auftragen und sanft einmassieren.
- Zur Steigerung der Libido: Rose. Ätherisches Öl zur Dampfinhalation.

Tee gegen Wechseljahrsbeschwerden
1 Teil Hopfen *(Humulus lupulus)*, Zapfen
1 Teil Ringelblume, Blüten, 1 Teil Salbei, Blätter
1 Teil Süßholz *(Glycyrrhiza glabra)*, Wurzel
Aus dieser Mischung einen Aufguß bereiten und 2mal täglich 1 Tasse trinken.

Frauenkräuter gegen zyklusunabhängige Beschwerden

Auch gegen verschiedene andere Beschwerden, die Frauen plagen, gibt es passende Kräuterrezepte.

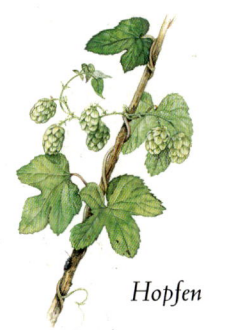

Hopfen

- Bei übermäßigem, juckendem, brennendem Ausfluß: Ringelblume. Tinktur: einige Tropfen einer wäßrigen Creme untermischen und 2- bis 3mal täglich auf die Scheide auftragen.
- Bei Reizungen der Scheide: Kamille. Tinktur: einige Tropfen in ein Sitzbad geben.
- Gegen Spannungskopfschmerz: Lavendel.
Ätherisches Öl: einige Tropfen auf die Schläfen und im Nackenbereich sanft einmassieren.
- Gegen stechende Kopfschmerzen: Kamille.
Teeaufguß aus den Blüten: bei Bedarf 2 bis 3 Tassen täglich oder als Gesichtsdampfbad.
- Zur Vorbeugung gegen Migräne: Mutterkraut *(Tanacetum parthenium)*.
Frisches Kraut: Blätter fein hacken und auf ein Butterbrot streuen (täglich über einen längeren Zeitraum essen).
- Bei zu niedrigem Blutdruck: Rosmarin. Teeabkochung aus den Blättern: dem Badewasser zusetzen.
- Blasenreizung und -entzündung: Bärentraube *(Arctostaphylos uva-ursi)*.
Teeaufguß aus den Blättern: 3mal täglich 1 Tasse. Nicht länger als 10 Tage anwenden.

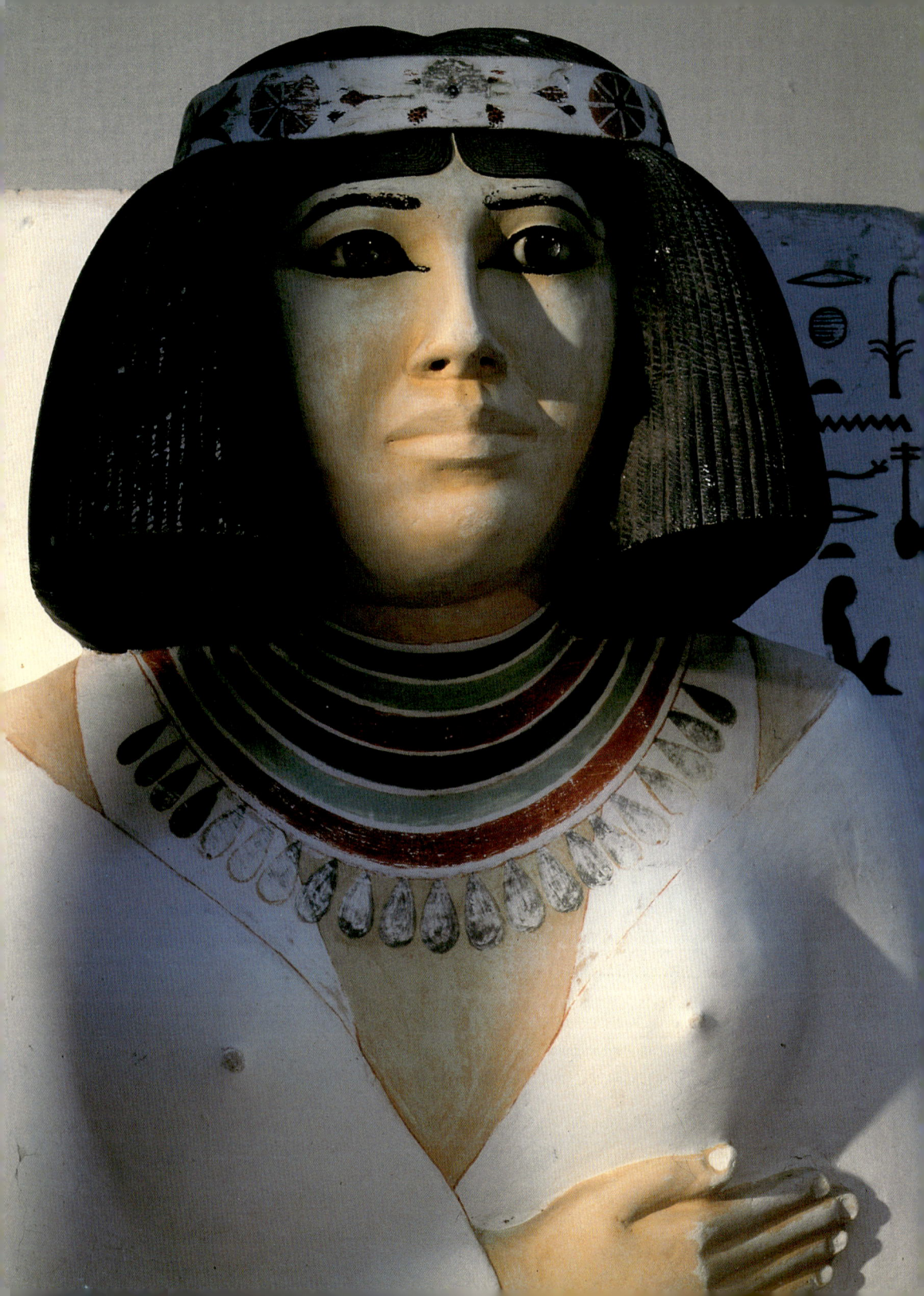

Pflegende Kräuter für Frauen

Schönheit mit den Gaben der Natur

Die Urmutter Natur hält eine Fülle von Kräuterschätzen bereit, die Frauen bei ihrem Streben nach Verwirklichung ihrer Weiblichkeit unterstützen. Mit unvergleichlichem Weitblick hat sie den Pflanzen deshalb Kräfte verliehen, die nicht nur für Harmonie im Körperinneren sorgen, sondern auch das Erscheinungsbild zu pflegen vermögen.

Intuitiv weiß jede Frau um den Zauber weiblicher Anmut und Ausstrahlung. Und so versuchen Frauen seit alters mit Hilfe verschiedenster Kräuter ihr Äußeres zu vervollkommen. Das erste bekannte Kulturvolk, das Kosmetika zur Verschönerung gebrauchte, waren die alten Ägypter. Sie benutzten Mandelöl und Quittencreme, um die Haut geschmeidig zu halten, Talkumpuder aus Irisrhizomen, Sandelholz und Lemongraswurzeln für ein duftiges Make-up, mit Henna färbten sie Haare, Wangen und Nägel, mit Olivenöl salbten sie das Haar. Im antiken Griechenland pflegten die Frauen Körper und Haare mit Majoran-, den Hals mit Thymian- und die Kniekehlen mit Minzesalbe. Auch mittelalterliche Kräuterfrauen wußten um Schönheitstinkturen und Pflegewässerchen aus Kräutern. Mit dem legendären Ungarisch Wasser, einem Destillat aus Rosmarin, Rosen und anderen Duftkräutern, soll sich zum Beispiel im 14. Jahrhundert Königin Isabella von Ungarn ihre Jugendlichkeit und Schönheit bewahrt haben. Offenbar mit Erfolg, da der König von Polen sie noch zur Gemahlin begehrte, als sie bereits 72 Jahre alt war. Bis in die heutige Zeit haben sich Kräutermittel ihren festen Platz in der Körperpflege bewahrt, etwa Kamillen- oder Ringelblumencreme, Lavendelseife und eine Reihe von Präparaten für die Haarpflege und die Mundhygiene.

Die folgenden Rezepturen sollen Anregungen geben, wie jede Frau mit Hilfe von Kräuterzubereitungen ihre Schönheit bewahren und ihre Attraktivität steigern kann. Angegeben sind meist nur sehr geringe Mengen, die für eine oder wenige Anwendungen reichen. Zum Anrühren verwendet man saubere Glas- oder Porzellanschüsselchen, zum Verrühren der Zutaten einen Glasstab oder ein Pistill. Kräuterkosmetika zeigen die beste Wirksamkeit, wenn sie frisch zubereitet angewendet werden. Reste sind spätestens binnen einer Woche auf-

Bild links: Schönheitspflege wurde, wie diese Statue von Nofretete zeigt, bereits im alten Ägypten mit großem Aufwand betrieben.

zubrauchen, aufbewahrt werden sie im Kühlschrank in dunklen, dicht schließenden Glas- oder Porzellangefäßen. Detaillierte Hinweise zu verschiedenen Zutaten für die Rezepturen wie Aufguß oder ätherische Öle sowie zu Anwendungen wie beispielsweise Masken oder Umschläge finden sich im Kapitel „Vom Umgang mit Kräutern" (Seite 95 ff.). Frauenkräuter, die ohne ihren *botanischen Namen* genannt sind, werden auf Seite 110 ff. porträtiert.

Kräuter zur Pflege der Haut

Mit diesen Zubereitungen kann man den ganzen Körper pflegen und verwöhnen. Am besten werden sie nach dem Baden oder Duschen auf die noch leicht feuchte Haut aufgetragen, dann erweisen sie sich als sehr ergiebig und ziehen rasch ein.

Salbeiöl für alle Hauttypen
1 Teelöffel Jojobaöl
1 Teelöffel Honig
2 Tropfen Zitronensaft
2 Teelöffel Salbeiaufguß
Öl und Honig leicht erwärmen, gründlich mit Zitronensaft und Salbeiaufguß vermischen.

Ringelblumenöl für alle Hauttypen
Es eignet sich besonders für rauhe, unreine oder empfindliche Haut sowie nach einem Sonnenbad.
4 Eßlöffel Oliven- oder Mandelöl
2 Eßlöffel getrocknete Ringelblumenblüten
3 bis 5 Tropfen eines beliebigen Blütenwassers, z.B. Rosen-, Veilchen- oder Orangenblütenwasser
Öl im Wasserbad erwärmen, Blüten einrühren, etwa 30 Minuten bei schwacher Hitze ziehen lassen. Nach dem Abkühlen abseihen und Blütenwasser unterrühren.

Schafgarben-Fenchel-Lotion für fettige, unreine Haut
1 Eßlöffel getrocknete Schafgarbenblüten
1 Eßlöffel grob zerstoßene Fenchelsamen
300 ml kochendes Wasser
Blüten und Samen mit Wasser übergießen, umrühren, etwa 30 Minuten ziehen lassen, abseihen.

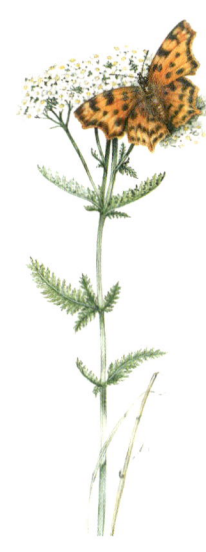

Schafgarbe

Frauenmantellotion für trockene, empfindliche Haut
50 ml Milch
3 Eßlöffel Sahne
2 Teelöffel getrocknetes Frauenmantelkraut
2 Teelöffel getrocknete Lindenblüten *(Tilia platyphyllos, T. cordata)*
1 Teelöffel Rosenblütenblätter
Milch und Sahne im Wasserbad auf 50 bis 60 °C erwärmen, getrocknete Kräuter und Blütenblätter unterrühren, etwa 20 Minuten warm halten, aber keinesfalls kochen. Anschließend 2 Stunden abgedeckt ziehen lassen, dann abseihen.

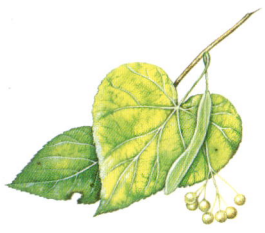

Lindenblüten

Straffende Lavendellotion für reife Haut
50 ml Buttermilch
2 Eßlöffel Lavendelaufguß
1 Teelöffel Lilienwasser (destilliertes Blütenwasser von *Lilium candidum*)
Milch, abgekühlten Aufguß und Lilienwasser gründlich miteinander verrühren.

Efeu-Lavendel-Salbe gegen Cellulitis
1 Eßlöffel Mandelöl
1 Teelöffel Avocadoöl
1/2 Teelöffel Lanolin
2 Eßlöffel starker Efeuaufguß (dazu 4 Eßlöffel frische Blätter von *Hedera helix* mit 200 ml kochendem Wasser überbrühen, 5 Minuten ziehen lassen, abseihen)
4 bis 5 Tropfen ätherisches Öl von Lavendel
Mandel- und Avocadoöl leicht erwärmen, Lanolin darin auflösen, Aufguß und Lavendelöl unterrühren.

Kräuter zur Pflege des Gesichts

Die zarte Gesichtshaut bedarf besonderer Pflege. Einmal täglich sollte sie gründlich gesäubert werden. Die genannten Lotionen reinigen porentief und pflegen zugleich, der Effekt läßt sich durch Anwendung eines Gesichtswassers noch verbessern. Das Reinigungspräparat wird auf die Haut aufgetragen, gleichmäßig verteilt und mit einem Wattebausch oder Pad wieder abgenommen, Reste spült man mit reichlich Wasser ab. Anschließend führt man der Haut mit Salben oder Cremes nährende, aufbauende und vitalisierende Stoffe zu.

Vor allem unreine und fettige Haut sollte einmal wöchentlich mit einer tiefenreinigenden, beruhigenden Maske behandelt werden (siehe Seite 75). Auch ein Gesichtsdampfbad mit Kräuterzusatz öffnet

Kräuteressig: 10 Eßlöffel gehackte frische Kräuter mit 100 ml heißem Essig (zum Beispiel Apfelessig) übergießen, 1/4 kalten Essig hinzufügen. An einem warmen Ort etwa 2 Wochen durchziehen lassen, dabei täglich einmal gut umrühren. Danach abseihen.

die Poren und befreit von überschüssigem Talg, Make-up-Resten und anderen Verschmutzungen. Cremes können anschließend besonders gut in die Haut eindringen.

Erfrischung und Pflege bringen auch Kompressen. Dazu legt man ein mit einem warmen Kräuteraufguß getränktes Frotteetuch einige Zeit aufs Gesicht. Um den Säureschutzmantel der Haut zu unterstützen, kann man einige Spritzer Kräuteressig einer Creme untermischen.

Minze-Reinigungslotion für empfindliche Haut

1 Teelöffel frische Pfefferminzblätter
50 ml Milch
Pfefferminzblätter grob hacken, in die Milch einrühren, etwa 12 Stunden ziehen lassen, abseihen.

Rosen-Reinigungslotion für normale Haut

50 ml Buttermilch
2 Tropfen Apfelessig
2 Teelöffel Rosenwasser
Alle Zutaten gründlich vermischen.

Holunder-Reinigungslotion für fettige, unreine Haut

50 ml Buttermilch
1 Eßlöffel Kamillenblütenaufguß
1 Eßlöffel Holunderblütenaufguß *(Sambucus nigra)*
2 Eßlöffel Hamameliswasser (destillierter Extrakt von *Hamamelis virginiana*)
Alle Zutaten gründlich vermischen.

Kamillen-Reinigungslotion für trockene Haut

50 ml Vollmilch
2 Teelöffel Joghurt
1 Eßlöffel Färberdistelöl
2 Eßlöffel Kamillenblütenaufguß
2 bis 3 Tropfen Zitronensaft
Alle Zutaten gründlich vermischen.

Gesichtswasser für unreine Haut

1 Teelöffel frische Kamillenblüten
1 Teelöffel frische Rosmarinnadeln
2 Teelöffel frische Thymianblätter *(Thymus vulgaris)*
200 ml Wasser
50 ml Weingeist (96 % Säure)
Alle Zutaten gründlich vermischen, etwa 1 Woche durchziehen lassen, abseihen.

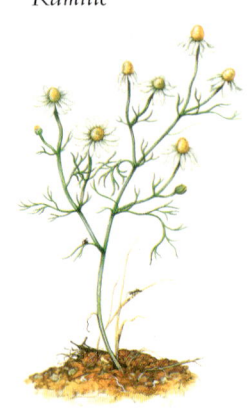

Kamille

Gesichtswasser für reife Haut
5 Eßlöffel frische Schlüsselblumenblüten *(Primula vulgaris)*
100 ml stilles Mineralwasser
Blüten im Wasser etwa 2 Tage weichen lassen, abseihen.

Melissen-Gesichtsmaske für fettige Haut
1 Eßlöffel Heilerde
100 g Joghurt
1 Teelöffel Honig
3 Eßlöffel getrocknete Melissenblätter
2 bis 3 Eßlöffel stilles Mineralwasser
Alle Zutaten in den Mixer geben und 2 bis 3 Minuten auf höchster Stufe verrühren.

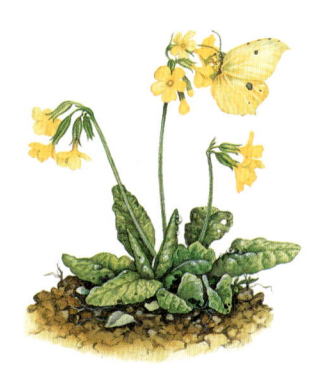

Schlüsselblume

Gesichtsmaske für trockene Haut
1 Eigelb
1 Teelöffel Olivenöl
1 Eßlöffel Kamillenblütenaufguß
Alle Zutaten gründlich vermischen.

Gesichtsmaske bei Akne
2 Eßlöffel Heilerde
2 bis 3 Eßlöffel Kräuteraufguß aus gleichen Teilen Lavendel-, Ringelblumen- und Holunderblüten *(Sambucus nigra)*
1 Teelöffel Honig
Zutaten zu einer Paste vermischen, auftragen und etwa 20 Minuten einwirken lassen. Mit reichlich lauwarmem Wasser abspülen, anschließend etwas Sandelholzöl oder eine einfache Hautcreme, gemischt mit einigen wenigen Tropfen Teebaumöl, sanft in die Haut einmassieren.

Gesichtswasser bei Akne
1 Eßlöffel Rosenwasser
1 Eßlöffel Holunderblütenaufguß *(Sambucus nigra)*
1 Eßlöffel Zitronensaft
Alle Zutaten gründlich vermischen.

Gesichtsdampfbad bei unreiner Haut
1 Teelöffel getrockneter Thymian *(Thymus vulgaris)*
1 Teelöffel getrocknete Rosmarinnadeln
1 Teelöffel getrocknete Schafgarbenblüten
1 Eßlöffel Rosenblütenblätter
Alle Zutaten in eine Schüssel geben und mit 1 l kochendem Wasser übergießen.

Mit Saft aus den Blättern des Frauenmantels kann man Sommersprossen aufhellen. Dazu die frischen Blätter pürieren, in ein Mulltuch geben und den Saft auffangen. Sommersprossen damit betupfen, einige Minuten einwirken lassen, mit Wasser abspülen.

Feuchtigkeitsspendende Rosensalbe für alle Hauttypen
5 Eßlöffel Rosenblütenblätter
1 Eßlöffel Rosenpelargonienblätter *(Pelargonium graveolens)*
50 ml Mandelöl, 1/2 Teelöffel Bienenwachs, 1 Teelöffel Lanolin
Blätter mit dem Öl verrühren, 2 bis 3 Wochen an einem sonnigen, warmen Ort durchziehen lassen, abseihen. Das Öl sanft erwärmen, Bienenwachs und Lanolin unterrühren.

Kräuter zur Pflege der Augen

Kräuteraufgüsse helfen bei Augenentzündungen und verleihen müden Augen einen strahlenden Ausdruck.

- Kamillen-Kornblumen-Kompresse bei gereizten, entzündeten, müden Augen:
Wattebäusche mit lauwarmem Aufguß aus 2 Teilen Kamillenblüten und 1 Teil Kornblumenblüten *(Centaurea cyanus)* tränken und etwa 10 Minuten auf die geschlossenen Lider legen.

- Ringelblumenkompresse bei geschwollenen Augen:
Wattebäusche mit kaltem Ringelblumenaufguß tränken und etwa 10 Minuten auf die geschlossenen Lider legen.

Kräuter zur Pflege der Lippen

Die Haut der Lippen ist besonders empfindlich. Vor allem bei starker Sonnenstrahlung, Trockenheit und Kälte wird sie schnell in Mitleidenschaft gezogen.

- Melissenöl gegen aufgesprungene Lippen und zum schnelleren Abheilen von Lippenbläschen:
1 Teelöffel Jojobaöl
2 bis 3 Tropfen ätherisches Öl von Melisse
Zutaten mischen, auf die Lippen auftragen und sanft einmassieren.

- Griechisch-Heu-Öl gegen rissige Lippen:
1 Teelöffel Samen von Griechisch Heu *(Trigonella foenum-graecum)*, 1 Eßlöffel Olivenöl
Samen mit dem Öl im Mixer zu einer Paste verarbeiten, auf die Lippen auftragen und etwa 10 Minuten einziehen lassen.

Kräuter zur Pflege der Hände und Nägel

Die Hände sind täglich starken Belastungen ausgesetzt. Regelmäßiges Eincremen und ab und zu eine intensiv wirkende Kräuterpackung helfen die Haut geschmeidig zu halten. Den Nägeln gönnt man zur Pflege ein kräftigendes Bad.

Kräuterumschlag bei stark beanspruchten Händen
1 Handvoll frisches Frauenmantelkraut
1 Handvoll frische Beinwellblätter *(Symphytum officinale)*
1 Eßlöffel frische Ringelblumenblüten
etwas stilles Mineralwasser
Kräuter grob hacken und mit etwas Mineralwasser im Mixer zu einem dicken Brei verarbeiten. Auf ein Baumwolltuch streichen, um die Hand legen und etwa 10 Minuten einwirken lassen.

Minzeumschlag bei rissiger Haut
5 Eßlöffel frische Grüne Minze *(Mentha spicata)*, etwas stilles Mineralwasser
Minze grob zerkleinern und mit etwas Mineralwasser im Mixer zu einem dicken Brei verarbeiten. Auf ein Baumwolltuch streichen, um die Hand legen und etwa 10 Minuten einwirken lassen.

Kräftigendes Dill-Schachtelhalm-Nagelbad
2 Eßlöffel Dillsamen *(Anethum graveolens)*
2 Eßlöffel getrocknetes Schachtelhalmkraut *(Equisetum arvense)*
200 ml kochendes Wasser
Kräuter mit Wasser überbrühen und 1 Stunde ziehen lassen. Die Fingerkuppen 10 bis 15 Minuten darin baden.

Holunder-Kamillen-Handcreme
3 gehäufte Eßlöffel Vaseline
1 Handvoll frische Holunderblüten *(Sambucus nigra)*
2 Eßlöffel frische Kamillenblüten, 1 Teelöffel Zitronensaft.
Vaseline im Wasserbad schmelzen, Blüten untermengen, bei milder Hitze etwa 30 Minuten ziehen lassen. Abseihen und Zitronensaft unterrühren.

Nachtkerzenöl für weiche Hände
5 Eßlöffel frisches Nachtkerzenkraut *(Oenothera biennis)*
200 ml Oliven- oder Jojobaöl
Kraut zerkleinern und mit dem Öl vermischen, an einem sonnigen Ort 2 Wochen durchziehen lassen, dann abfiltern.

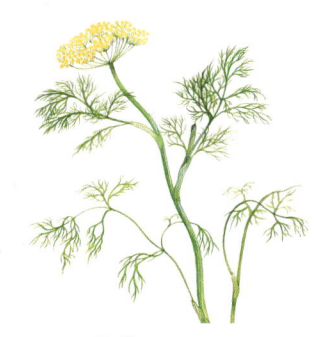

Dill

Kräuter zur Pflege der Haare

Volles, seidig glänzendes und geschmeidig fallendes Haar ist der Stolz jeder Frau. Zur Pflege verwendet man mit Kräuterauszügen angereicherte Shampoos und Spülungen. Ein Schuß Kräuteressig, Apfelessig oder Zitrone hilft, Waschmittelreste vollends aus dem Haar zu entfernen. Die natürliche Haarfarbe läßt sich durch bestimmte Kräuteressenzen intensivieren.

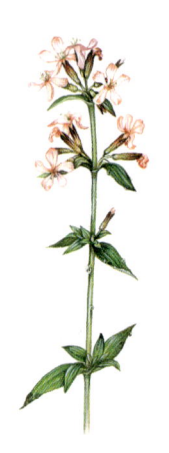

Seifenkrautshampoo
1 Eßlöffel getrocknete Seifenkrautwurzel *(Saponaria officinalis)*
1/4 l kochendes Wasser
eventuell 1 bis 2 Eßlöffel getrocknete Kräuter nach Wahl
Seifenkrautwurzel fein zerkleinern, mit Wasser übergießen und 12 Stunden ziehen lassen. Sud erneut aufkochen und 15 Minuten köcheln lassen. Nach Belieben Kräuter hinzugeben, zugedeckt erkalten lassen und abseihen.

Shampoo für normales Haar
1 Eßlöffel mildes Baby- oder Kräutershampoo
1 Eßlöffel Brennesselaufguß *(Urtica dioica)*
1 Eßlöffel Kamillenblütenaufguß
Alle Zutaten gründlich vermischen.

Seifenkraut

Shampoo für fettiges Haar
1 Eßlöffel mildes Kräutershampoo
1 Eßlöffel Rosmarinaufguß
1 Eßlöffel Lavendelblütenaufguß
1 Messerspitze Meersalz
Alle Zutaten gründlich vermischen.

Shampoo für trockenes, sprödes Haar
1 Eßlöffel mildes Babyshampoo
2 Eßlöffel Salbeiblätteraufguß
Zutaten gründlich vermischen.

Shampoo zur Kräftigung von dünnem Haar
1 Eßlöffel mildes Babyshampoo
1 Eßlöffel Brennesselaufguß *(Urtica dioica)*
2 Eßlöffel Thymianaufguß *(Thymus vulgaris)*
Alle Zutaten gründlich vermischen.

Shampoo gegen Schuppen
1 Eßlöffel mildes Kräutershampoo
1 Eßlöffel Rosmarinaufguß
1 Eßlöffel Brennesselaufguß *(Urtica dioica)*
1 Eßlöffel Kamillenblütenaufguß
Alle Zutaten gründlich vermischen.

Spülung für normales Haar
5 Teelöffel getrocknete Kräuter: je 1 Teil Rosmarinnadeln, Ringelblumenblüten und Salbeiblätter
1 l kochendes Wasser
1 Eßlöffel Apfelessig
Kräuter mit Wasser überbrühen, 10 bis 15 Minuten ziehen lassen und abseihen. Mit Essig vermischen und lauwarm anwenden.

Spülung für fettiges Haar
2 Teelöffel getrocknete Lavendelblüten
1 Teelöffel getrocknete Rosmarinnadeln
1 l kochendes Wasser
3 bis 5 Tropfen ätherisches Öl von Pfefferminze
1 Teelöffel Zitronensaft
Kräuter mit Wasser überbrühen, 15 Minuten ziehen lassen und abseihen. Nach dem Abkühlen auf Handwärme Pfefferminzöl und Zitronensaft unterrühren und sofort anwenden.

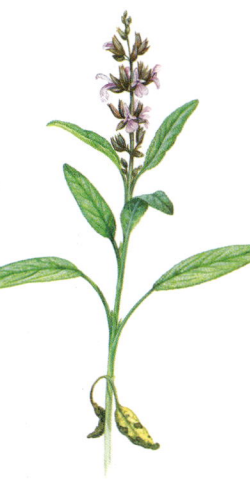

Salbei

Spülung für trockenes Haar
1 Teelöffel getrocknete Beinwellblätter *(Symphytum officinale)*
1 Teelöffel getrocknete Salbeiblätter
1 Teelöffel getrocknete Klettenwurzel *(Arctium lappa)*
1 l kochendes Wasser
1 Eßlöffel Apfelessig
Kräuter mit Wasser überbrühen, 15 Minuten ziehen lassen und abseihen. Essig hinzufügen und lauwarm anwenden.

Spülung gegen Schuppen
1 Eßlöffel getrocknete Rosmarinnadeln
1 Eßlöffel getrockneter Thymian *(Thymus vulgaris)*
1 Eßlöffel getrocknete Beinwellblätter *(Symphytum officinale)*
1 l kochendes Wasser
1 Eßlöffel Apfelessig
Kräuter mit Wasser überbrühen, 15 Minuten ziehen lassen und abseihen. Essig hinzufügen und lauwarm anwenden.

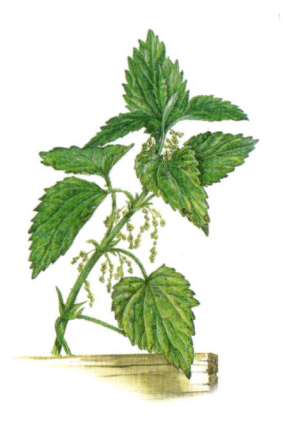

Glanzspülung für mattes Haar
1 l Brennesselaufguß *(Urtica dioica)*
1 Eßlöffel Apfelessig oder 1 Teelöffel Zitronensaft
Zutaten mischen und lauwarm anwenden.

Spülung für blondes Haar
3 Eßlöffel getrocknete Kamillenblüten oder frische Blüten der Königskerze *(Verbascum thapsus)*
1 l Wasser
2 Teelöffel Zitronensaft
Kräuter mit kaltem Wasser aufsetzen und zum Kochen bringen. Etwa 15 Minuten köcheln lassen, erkalten lassen, abseihen und Zitronensaft zufügen.

Brennessel

Spülung für dunkles Haar
2 Eßlöffel getrocknete Rosmarinnadeln
2 Eßlöffel getrocknete Himbeerblätter *(Rubus idaeus)*
1 l Wasser
1 Eßlöffel Apfelessig
Kräuter mit Wasser aufsetzen und zum Kochen bringen. Etwa 15 Minuten köcheln lassen, erkalten lassen, abseihen und Essig zufügen.

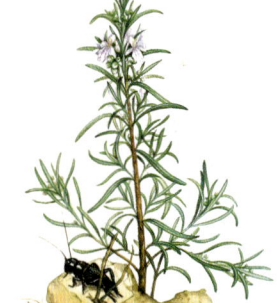

Spülung für graues Haar
2 Eßlöffel getrocknete Salbeiblätter
1 l Wasser
1 Eßlöffel Apfelessig
Salbeiblätter mit Wasser aufsetzen und zum Kochen bringen. Etwa 15 Minuten köcheln lassen, erkalten lassen, abseihen und Essig zufügen.

Spülung, um graue Haare in dunklem Haar zu überdecken
2 Eßlöffel getrocknete Rosmarinnadeln
1 Teelöffel schwarzes Teepulver
1 l Wasser
1 Eßlöffel Apfelessig
Rosmarin und Teepulver mit Wasser aufsetzen und zum Kochen bringen. Etwa 15 Minuten köcheln lassen, erkalten lassen, abseihen und Essig zufügen.

Rosmarin

Kräftigende Haarspülung
5 Eßlöffel frische Petersilie *(Petroselinum crispum)*
1 l kochendes Wasser
1 Eßlöffel Apfelessig
Petersilie grob zerkleinern und mit Wasser übergießen. 10 Minuten ziehen lassen, abseihen und Essig zufügen.

Kräftigendes Haarwasser
2 Eßlöffel Rosenwasser
2 Tropfen ätherisches Öl von Lavendel
Zutaten mischen und sanft in die Kopfhaut einmassieren.

Kräuter zur Mund- und Zahnpflege

Regelmäßiges Zähneputzen ist unabdingbar für ein gesundes Gebiß. Kräuter wirken unterstützend, verleihen frischen Atem, regen die Durchblutung des Zahnfleisches an und wirken desinfizierend.

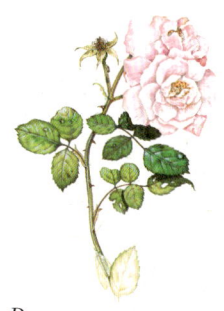

Rose

Für saubere, weiße Zähne
Frisches Salbeiblatt über Zähne und Zahnfleisch reiben.

Minze-Salbei-Mundwasser
1 Teelöffel frische Pfefferminzblätter
1 Teelöffel frische Salbeiblätter
1 Prise zerstoßender Anissamen *(Pimpinella anisum)*
1/4 l stilles Mineralwasser
Kräuter im Wasser zum Kochen bringen, 15 Minuten ziehen lassen, nach dem Erkalten abseihen und anwenden.

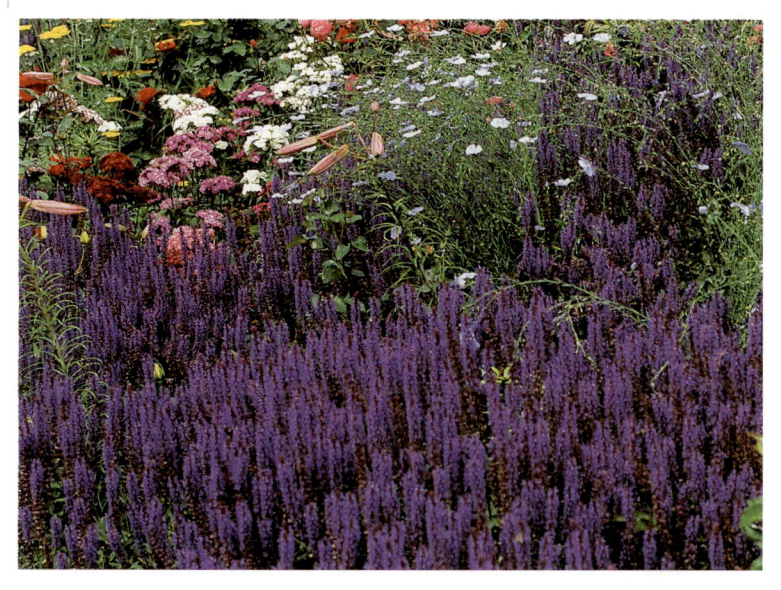

Frische Salbeiblätter sind auch im Mundwasser ein wichtiger Bestandteil.

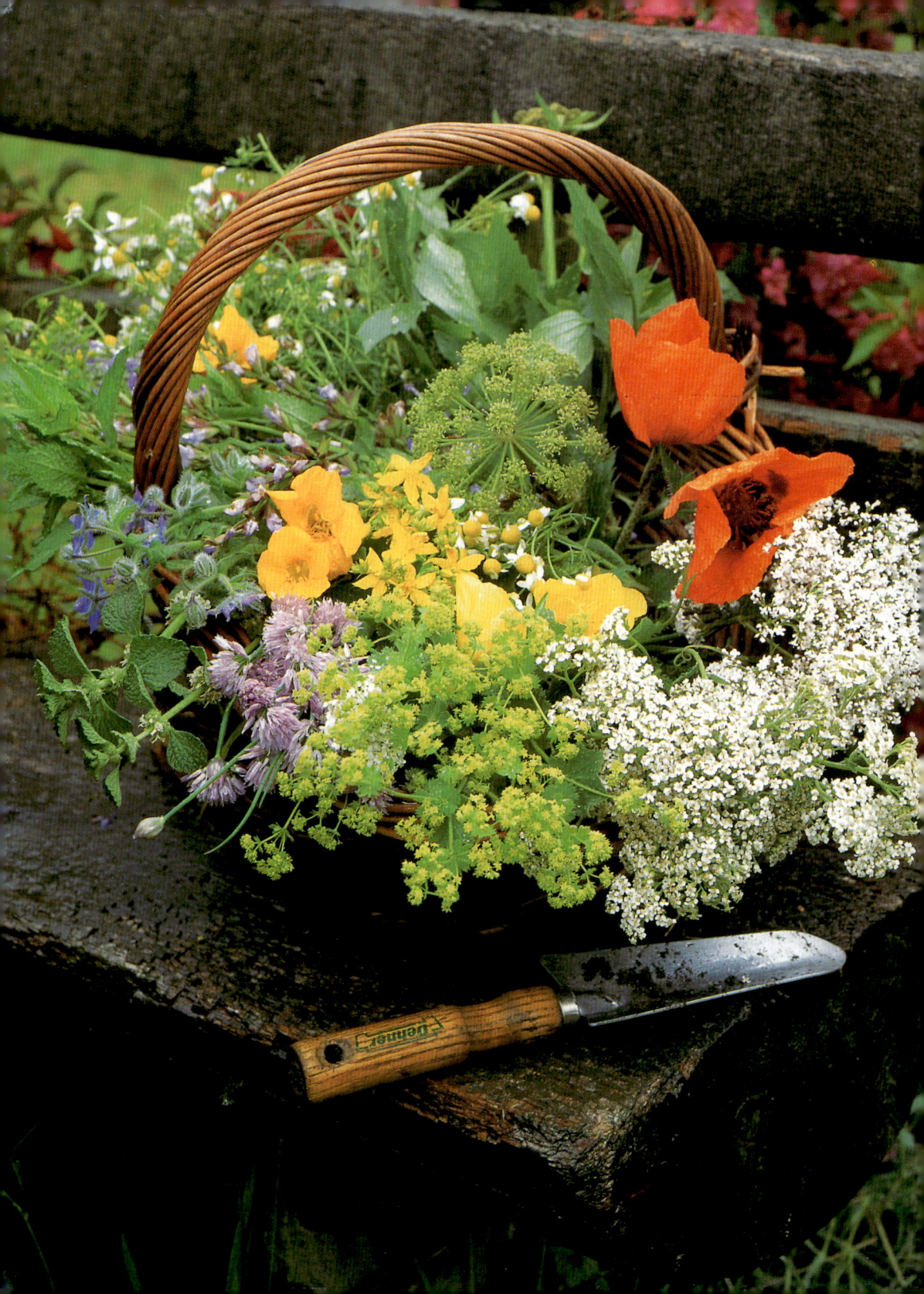

Kräuter für das Wohlgefühl der Frau

Alle Sinne mit Kräutern inspirieren

Rundum wohl in seiner Haut fühlt man sich, wenn Körper, Geist und Seele gleichermaßen gesund und gepflegt, alle Sinne sanft angeregt sind. Die gefühlsbetonte Seite einer Frau ist besonders empfänglich für alles, was das Gemüt streichelt. Dazu gehören Wonnen wie ein angenehm duftendes Bad, eine entspannende Massage, ein betörender Duft, ein prickelnder Gaumenkitzel und ein erfreulicher Augenschmaus. Mit dem Zauber der Kräuter ist es ganz einfach, sich selbst zu verwöhnen.

Kräuter als Badezusätze

Ein Bad dient nicht allein der Reinigung, es ist stets auch ein sinnliches Erlebnis. Kräuterzusätze, die man ins Wasser gibt, schmeicheln der Haut, die Inhaltsstoffe dringen über die Poren in das Körperinnere, Düfte, die mit dem aufsteigenden Dampf inhaliert werden, wirken direkt auf das Gehirn ein. Je nach verwendetem Kraut kann ein Bad entspannend oder anregend sein. Immer aber sollte man es regelrecht zelebrieren, sich also Zeit und Muße dafür nehmen, es meditativ genießen, denn nur dann entfaltet sich das Wohlgefühl auf allen Ebenen. Detaillierte Hinweise zu Kräuterbädern finden sich im Kapitel „Vom Umgang mit Kräutern" (Seite 95 ff.).

Belebendes und erfrischendes Kräuterbad
125 g getrocknete Zitronenverbene *(Lippia citriodora)*
50 g getrockneter Thymian *(Thymus vulgaris)*, 25 g getrocknete Pfefferminze
Kräuter in ein Säckchen füllen und ins einlaufende Badewasser hängen.

Besänftigendes, hautpflegendes Kräuter-Milch-Bad
3 Eßlöffel getrocknete Kamillenblüten
3 Eßlöffel getrocknete Lindenblüten *(Tilia platyphyllos, T. cordata)*
3 Eßlöffel getrocknete Holunderblüten *(Sambucus nigra)*, 200 ml Vollmilch
Kräuter in der Milch leicht erwärmen, über Nacht ziehen lassen, abseihen und die Milch ins Badewasser geben.

Bild links: Ein solch bezaubernder Kräuterkorb inspiriert alle Sinne.

Luxusbad nach Art der Römerinnen
5 Eßlöffel frische Rosenblütenblätter
3 Eßlöffel frische Römische Kamille *(Chamaemelum nobile)*
200 ml Vollmilch
3 bis 4 Eßlöffel Sahne, 2 Eßlöffel Honig
Rosenblätter und Kamille mit Milch und Sahne leicht erwärmen, Honig unterrühren und die Mischung ins Badewasser geben.

Wärmendes und stärkendes Kräuterbad für den Morgen
30 g getrockneter Rosmarin
150 g getrocknetes Mädesüß *(Filipendula ulmaria)*
70 g getrockneter Lavendel
3 – 4 zerstoßene Wacholderbeeren
Schale einer unbehandelten Zitrone
Zutaten in ein Säckchen füllen und ins einlaufende Badewasser hängen.

Entspannendes Kräuterbad für den Abend
5 Tropfen ätherisches Öl von Rose
5 Tropfen ätherisches Öl von Melisse
5 Tropfen ätherisches Öl von Römischer Kamille
3 bis 4 Eßlöffel Sahne
Öle mit der Sahne vermischen und ins Badewasser geben.

Anti-Muskelkater-Bad
50 g getrocknete Pfefferminze
10 g getrockneter Rosmarin, 200 ml Apfelessig
Kräuter mit dem Essig langsam aufkochen, über Nacht ziehen lassen, abseihen und den Essig ins Badewasser geben.

Anti-Streß-Bad
200 g getrockneter Lavendel
Schale und Saft einer unbehandelten Orange
5 Tropfen ätherisches Öl von Bergamotte
Lavendel und Orangenschale in ein Säckchen füllen und ins einlaufende Badewasser hängen, Orangensaft und Öl direkt ins Wasser geben.

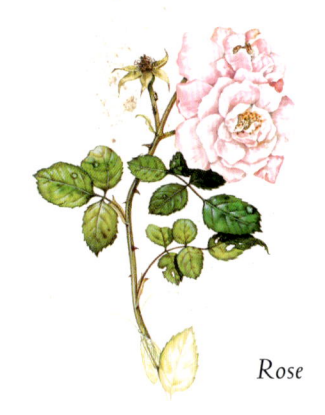

Erfrischendes Körperspray nach dem Bad
100 ml stilles Mineralwasser
100 ml Rosenwasser
Saft einer halben Zitrone
Zutaten mischen, in einen Zerstäuber füllen und kalt stellen. Nach dem Baden sparsam auf die Haut sprühen und an der Luft trocknen lassen.

Rose

Kühlendes Gesichts- und Körperspray nach dem Bad
1 Eßlöffel gehackte frische Pfefferminzblätter
2 Eßlöffel Apfelessig
200 ml stilles Mineralwasser
Pfefferminzblätter in Essig einlegen und 3 bis 4 Tage ziehen lassen. Abseihen, den Sud mit Mineralwasser mischen und in einen Zerstäuber füllen. Auf die Haut sprühen und an der Luft trocknen lassen.

Kräuter für Massagen

Ähnlich wie Bäder erfüllen Massagen mit Kräuterölen gleich mehrere Zwecke: Sie sorgen für allgemeines Wohlbehagen, lösen Verspannungen und pflegen gleichzeitig. Im einfachsten Fall verteilt man das Massageöl auf der Haut und reibt es mit sanftem Druck ein. Detaillierte Hinweise zur Herstellung von Kräuterölen finden sich im Kapitel „Vom Umgang mit Kräutern" (Seite 95 ff.), weitere Informationen zu klassischen Frauenkräutern auf Seite 110 ff.

In der Sauna entfalten sich Düfte und Wirkungen von Kräutern besonders intensiv, zum Beispiel in Aufgüssen mit dem ätherischen Öl von Lavendel, Rosmarin, Salbei, Thymian, Rose, Pfefferminze oder Kamille.

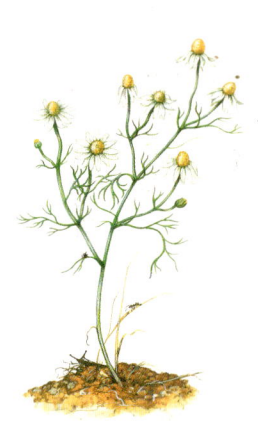

Massageöl mit entspannender, beruhigender Wirkung
10 g getrockneter Lavendel
10 g getrocknete Melisse
5 g getrocknete Kamillenblüten
100 ml Mandelöl
100 ml Olivenöl
Kräuter mit den Ölen übergießen, 2 bis 3 Wochen in der Sonne ziehen lassen, abfiltern und in eine dunkle Glasflasche füllen.

Massageöl mit anregender, durchblutungsfördernder Wirkung
10 g getrockneter Rosmarin
10 g getrocknetes Eisenkraut
5 zerstoßene Wacholderbeeren
150 ml Mandel- oder Jojobaöl
Kräuter mit dem Öl übergießen, 2 bis 3 Wochen in der Sonne ziehen lassen, abfiltern und in eine dunkle Glasflasche füllen.

Sinnliches Massageöl
3 Tropfen ätherisches Öl von Jasmin
3 Tropfen ätherisches Öl von Rose
50 ml Jojobaöl
Die ätherischen Öle im Jojobaöl verschütteln.

Kamille

Räucherungen und Duftöle

Zu den ältesten bekannten Räuchermitteln zählen sicherlich die Baumharze Weihrauch *(Boswellia sacra)* und Myrrhe *(Commiphora*-Arten*)*, die schon die Heiligen Drei Könige als Opfergabe an Jesus im Gepäck hatten und die noch heute, nicht nur für sakrale Handlungen, verwendet werden. Der Hauptwirkstoff im schweren, betäubenden Duft des Weihrauchs soll übrigens dem des Hanfs sehr ähnlich, wenn nicht gar identisch mit ihm sein.

Eines der ältesten Rituale, um die Sinne zu stimulieren und den Geist in angenehme Schwingungen zu versetzen, ist das Räuchern. Pflanzenteile geben durch die Hitze der Glut intensive Duftstoffe ab, die über die Nase ins Unterbewußtsein gelangen und die unterschiedlichsten Empfindungen hervorrufen. In seinem ursprünglichen Sinn schafft der würzige, betörende Rauch eine Verbindung zwischen transzendenter und realer Welt, er wirkt aber ebenso reinigend, befreiend und auch heilend auf den Körper. Verschiedene getrocknete Pflanzen eignen sich zum Räuchern, etwa Wacholder *(Juniperus communis)*, Rosmarin *(Rosmarinus officinalis)*, Lavendel *(Lavandula angustifolia)* oder Beifuß *(Artemisia vulgaris)*. Im Fachhandel bekommt man die dazu erforderlichen Utensilien wie Räucherpfannen, Räucherkohle und -mehl sowie dergleichen mehr.

Gleichsam um eine Verfeinerung dieser Methode handelt es sich bei der Verwendung der ätherischen Öle von aromatischen Pflanzen. Diese leicht flüchtigen Bestandteile, die Duftstoffe in hochkonzentrierter Form enthalten, breiten sich durch Wärme rasch in der Luft aus. Zur Raumbeduftung werden die ätherischen Öle in eine spezielle Duftlampe gegeben, man kann sie aber auch einfach in ein Schälchen mit heißem Wasser träufeln. Weitere Hinweise zur Anwendung von ätherischen Ölen finden sich im Kapitel „Vom Umgang mit Kräutern" (Seite 95 ff.).

Duftölmischung mit inspirierender Wirkung
2 Teile ätherisches Öl von Eisenkraut, 1 Teil ätherisches Öl von Melisse
1 Teil ätherisches Öl von Muskatellersalbei

Duftölmischung zum Entspannen
2 Teile ätherisches Öl von Muskatellersalbei
1 Teil ätherisches Öl von Sandelholz, 1 Teil ätherisches Öl von Schafgarbe

Duftölmischung gegen Müdigkeit
1 Teil ätherisches Öl von Pfefferminze, 3 Teile ätherisches Öl von Grapefruit

Duftölmischung zum Ausklang des Tages
2 Teile ätherisches Öl von Melisse, 1 Teil ätherisches Öl von Lavendel
1 Teil ätherisches Öl von Rose

Lufterfrischer und Nasenschmeichler

Eine angenehm riechende Umgebung trägt viel zum Wohlbefinden bei. Früher streuten die Frauen duftende Kräuter gleich büschelweise auf den Fußboden aus, um schlechte Gerüche zu vertreiben. Gleichzeitig reinigten sie damit auch die Luft und beugten so Krankheiten vor. Potpourris, Pomander und Kräutersäckchen parfümieren Räume, Schränke und Wäsche, gleichzeitig ergeben sie eine hübsche Dekoration. Besonders erlesene Kräuterkompositionen finden sich in Duftmischungen zur Körperparfümierung.

Beim Grillen kann man ein paar Zweige frischer, holziger Kräuter, zum Beispiel von Rosmarin, Thymian oder Oregano, auf die glühende Holzkohle legen, um dem Grillgut eine würzige Note zu verleihen.

Duftmischung zur Luftreinigung, z.B. nach Rauchen
3 Eßlöffel getrockneter Salbei
3 Eßlöffel getrockneter Lavendel
Schale einer unbehandelten Zitrone
200 ml kochendes Wasser
Kräuter und Zitronenschale mit Wasser übergießen und in einer weiten, flachen Schüssel verdampfen lassen.

Luftdesinfektionsspray
Es hilft bei Ansteckungsgefahr und zur Stärkung der Körperabwehr.
1 Teelöffel getrockneter Thymian *(Thymus vulgaris)*
1 Teelöffel getrockneter Rosmarin
1 Teelöffel getrockneter Lavendel
1 Teelöffel getrockneter Wermut *(Artemisia absinthium)*
2 bis 3 Gewürznelken
1/2 l Apfelessig
Kräuter im Essig 3 bis 4 Wochen ziehen lassen. Abseihen und mit einem Zerstäuber im Raum vernebeln.

Sommerliches Potpourri
3 Eßlöffel getrocknete Ringelblumenblüten
3 Eßlöffel getrocknete Lavendelblüten
3 Eßlöffel getrocknete Melisse
3 Eßlöffel getrocknete Rosenblütenblätter einer Duftrose nach Wahl
30 g Iriswurzelpulver (zur Fixierung)
Alle Zutaten mischen und in einer Schüssel aufstellen. Einige Tropfen ätherisches Öl von Lavendel frischen den Duft wieder auf.

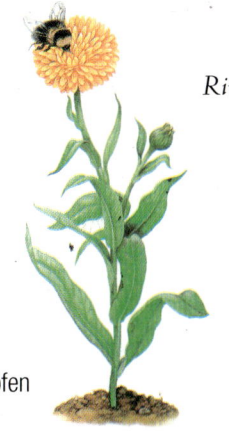

Ringelblume

Herbstliches Potpourri
3 Eßlöffel getrocknete Lavendelblüten
3 Eßlöffel getrocknete Lorbeerblätter *(Laurus nobilis)*
3 Eßlöffel getrocknetes Eisenkraut
1 Eßlöffel frische Hagebutten, 1 Teelöffel Gewürznelken
Schale einer unbehandelten Orange
30 g Iriswurzelpulver (zur Fixierung)
Alle Zutaten mischen und in einer Schüssel aufstellen.

Lieblich duftendes Potpourri
3 Eßlöffel getrocknete Rosenblütenblätter einer Duftrose nach Wahl
3 Eßlöffel getrocknete Ringelblumenblätter
3 Eßlöffel getrocknete Mädesüß-Blütenstände *(Filipendula ulmaria)*
3 Eßlöffel getrocknete Zitronenverbenenblätter *(Aloysia triphylla)*
2 Eßlöffel getrocknete Engelwurzblätter *(Angelica archangelica)*
1 Eßlöffel getrocknete Lavendelblüten, 30 g Iriswurzelpulver (zur Fixierung)
Alle Zutaten mischen und in einer Schüssel aufstellen.

Wäscheduft-Pomander
2 Eßlöffel getrocknete Lavendelblüten, 2 Eßlöffel getrocknete Beifußblätter
2 Eßlöffel getrocknete Zitronenverbenenblätter *(Aloysia triphylla)*
20 g Iriswurzelpulver (zur Fixierung)
5 Tropfen ätherisches Öl von Lavendel
Alle Zutaten mischen, in eine Pomanderkugel oder ein kleines Stoffsäckchen füllen und zwischen die Wäsche hängen oder legen.

Damenduft-Pomander
3 Eßlöffel getrocknete Lavendelblüten
3 Eßlöffel getrocknete Rosenblütenblätter einer Duftrose nach Wahl
4 bis 5 zerstoßene Gewürznelken, 20 g Iriswurzelpulver (zur Fixierung)
5 Tropfen ätherisches Öl von Rose
Alle Zutaten mischen, in eine Pomanderkugel oder ein kleines Stoffsäckchen füllen und zwischen die Wäsche hängen oder legen.

Kräuterkissen als Einschlafhilfe
50 g getrocknete Lavendelblüten
50 g getrocknete Rosenblütenblätter einer Duftrose nach Wahl
50 g getrocknete Hopfenblüten *(Humulus lupulus)*
50 g getrocknetes Johanniskraut, 5 g getrockneter Rosmarin
25 g Iriswurzelpulver (zur Fixierung)
Alle Zutaten in ein Baumwollsäckchen füllen und dieses in einen kleinen Kissenbezug stecken.

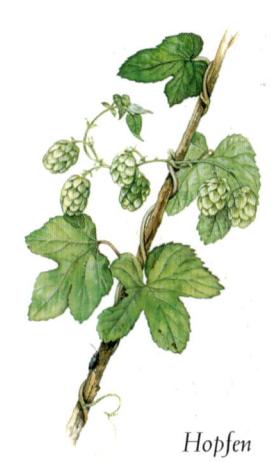

Hopfen

Kräuterkissen für süße Träume
50 g getrocknete Melisse
50 g getrocknete Hopfenblüten *(Humulus lupulus)*
50 g getrocknete Schafgarbe
50 g getrocknete Mädesüßblüten *(Filipendula ulmaria)*
25 g Iriswurzelpulver (zur Fixierung)
Alle Zutaten in ein Baumwollsäckchen füllen und dieses in einen kleinen Kissenbezug stecken.

Elegantes Blütenwasser
40 g frische Rosenblütenblätter einer Duftrose nach Wahl
10 g frische Lavendelblüten
Schale einer halben unbehandelten Zitrone
50 ml Äthylalkohol (90 %)
Zutaten vermischen, in ein dicht schließendes Gefäß geben, kühl und dunkel stellen und einmal täglich kräftig aufschütteln. Nach einer Woche abseihen und in eine dunkle Glasflasche umfüllen.

Isabellas Eau de toilette
10 g frische Rosmarinnadeln
5 g frische Rosenblütenblätter einer Duftrose nach Wahl
5 g frische Salbeiblätter
5 g frische Melissenblätter
50 ml Äthylalkohol (90 %)
3 bis 4 Tropfen ätherisches Öl von Neroli
2 bis 3 Tropfen ätherisches Öl von Zitrone
Kräuter mit Alkohol vermischen, in ein dicht schließendes Gefäß geben, kühl und dunkel stellen und einmal täglich kräftig aufschütteln. Nach einer Woche abseihen, dem Sud die ätherischen Öle untermischen und in eine dunkle Glasflasche umfüllen.

Rosmarin

Fruchtig-würziges Eau de Cologne
2 Eßlöffel frische Melissenblätter
2 Eßlöffel frische Rosmarinnadeln
Schale einer halben unbehandelten Orange
Schale einer halben unbehandelten Grapefruit
200 ml Rosenwasser
3 Eßlöffel Wodka
Zutaten vermischen, in ein dicht schließendes Gefäß geben und kühl und dunkel stellen. 2 Wochen ziehen lassen, dann abseihen.

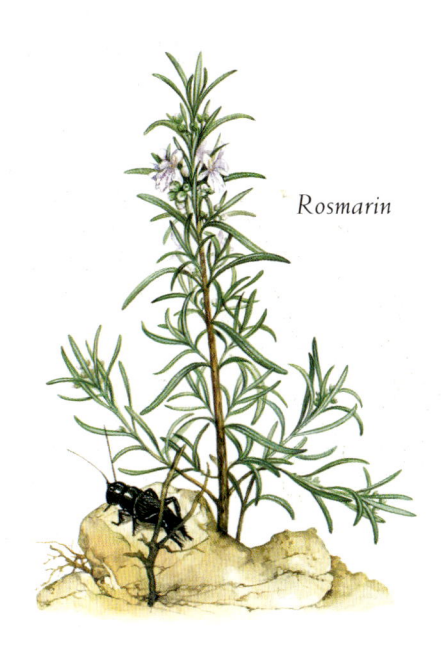

Vitalisierende Kräuter

Mit bestimmten Kräuterrezepturen kann man dem Körper verbrauchte Energie zurückführen und neue Kräfte schöpfen. Vor allem nach den dunklen Wintermonaten ist das Bedürfnis groß, den Vitamin- und Mineralstoffhaushalt wieder anzukurbeln. Bestens dafür geeignet sind Pflanzen wie Löwenzahn *(Taraxacum officinale)*, Gänseblümchen *(Bellis perennis)*, Wegerich *(Plantago*-Arten*)*, Bärlauch *(Allium ursinum)*, Brennessel *(Urtica dioica)* oder Brunnenkresse *(Nasturtium officinale)*, die alle schon früh im Jahr frisch zur Verfügung stehen und zu gleichermaßen gesunden wie köstlichen Salaten, Suppen oder Saucen zubereitet werden können.

Auch mit folgenden einfachen Mitteln lassen sich die körpereigenen Funktionen unterstützen, um Leib und Seele wieder in Harmonie zu bringen.

Frühlingsteekur zum Entschlacken
1 Eßlöffel frische Brennesselblätter
1 Eßlöffel frische Löwenzahnblätter
1 Eßlöffel frische Schafgarbenblätter
1 Eßlöffel frische Pfefferminzblätter
1 Eßlöffel frische Gänseblümchenblüten
200 ml kochendes Wasser
Kräuter mit dem Wasser überbrühen, 2 bis 3 Minuten ziehen lassen und abseihen. Über mehrere Wochen täglich 1 Tasse trinken.

Löwenzahn

Löwenzahnsirup zur Anregung des Stoffwechsels
100 g frische Blütenblätter des Löwenzahns
(ohne Kelche und Blütenböden)
1/2 l Wasser
500 g Zucker
Saft einer Zitrone
Blütenblätter mit dem Wasser langsam zum Sieden bringen, 20 bis 30 Minuten ziehen lassen, abseihen. Sud mit Zucker und Zitronensaft knapp unter dem Siedepunkt so lange sanft einkochen lassen, bis eine sirupartige Konsistenz erreicht ist. In ein dunkles Gefäß abfüllen, zum Süßen von Kräutertees oder Süßspeisen verwenden.

Kräuter für Gaumengenüsse

Dank ihrer einzigartigen Inhaltsstoffe sind Kräuter, die man in der Küche verwendet, weit mehr als bloße Nahrungslieferanten: Sie kitzeln mit ihrer Würze nicht nur Zunge und Gaumen und betonen den Geschmack anderer Nahrungsmittel, sondern sie entfalten beim Verzehren auch ihre übrigen Eigenschaften – ihre Heilkräfte auf den Körper und ihre Magie auf die Psyche.

Kräuter lassen sich für eine gesunde Ernährung höchst vielseitig einsetzen. Salbei, Rosmarin und Thymian gelten als Klassiker, doch würzige Beigaben sind auch der leicht bittere Beifuß, der anisartige Fenchel, der herbe Lavendel, die zitronige Melisse, die erfrischende Pfefferminze oder die pfefferwürzige Schafgarbe. Und zudem ergeben die hübschen Blüten von Ringelblume, Kamille, Salbei und vielen anderen Kräutern eine außergewöhnliche, eßbare Dekoration.

Kräuterpesto, z.B. zu Spaghetti
200 g grobgehackte frische Kräuter nach Wahl
50 g Pinienkerne oder Mandeln
2 Knoblauchzehen
1/4 l Olivenöl
100 g geriebener Hartkäse, z.B. Parmesan
Salz, Pfeffer und Zitronensaft
Kräuter, Pinienkerne oder Mandeln, Knoblauch und Öl einige Minuten im Mixer fein pürieren. Käse untermengen, mit Salz, Pfeffer und etwas Zitronensaft abschmecken.

Stimmungshebender Rosmarinwein
5 Eßlöffel frische Rosmarinnadeln
2 Eßlöffel frische Boretschblätter *(Borago officinalis)*
1 Flasche Weißwein
Kräuter 2 Wochen im Wein ziehen lassen, dann abseihen.

Anregendes Holundergetränk
100 g frische Holunderblüten *(Sambucus nigra)*
200 g Zucker
1/2 Eßlöffel Weißwein- oder Kräuteressig (siehe Seite 74)
2 l Wasser
Saft und Schale einer unbehandelten Zitrone
Zutaten vermischen, 1 Tag ziehen lassen, abseihen und in Flaschen füllen.

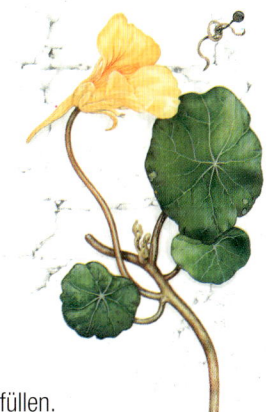

Höchst dekorative und eßbare Blüten tragen auch folgende Kräuter: **Schnittlauch** (*Allium schoenoprasum*), **Eibisch** (*Althaea officinalis*), **Dill** (*Anethum graveolens*), **Boretsch** (*Borago officinalis*), **Wegwarte** (*Cichorium intybus*), **Ysop** (*Hyssopus officinalis*), **Duftpelargonien** (*Pelargonium*-Arten), **Kapuzinerkresse** (*Tropaeolum majus*), **Duftveilchen** (*Viola odorata*).

Kapuzinerkresse

Spritzige Kräuterbowle

50 g frische Melisse
50 g frischer Boretsch *(Borago officinalis)*
5 frische Salbeiblätter
1 in Scheiben geschnittene unbehandelte Zitrone
70 g Zucker
1 Flasche leichter Weißwein
20 ml Cognac oder Obstbrand
1 Flasche Sekt
einige Boretsch- und Ringelblumenblüten

Kräuter, Zitronenscheiben und Zucker mit Wein und Cognac übergießen und 1 Stunde ziehen lassen. Sekt hinzugießen, Blüten dazugeben und gut gekühlt servieren.

Erfrischende Rosenbowle

eine kleine Schüssel voll duftender frischer Rosenblütenblätter
50 g Zucker
1 Flasche trockener Weißwein
1 Flasche Sekt
einige Rosenblütenblätter zum Garnieren

Blütenblätter mit Zucker überstreuen, nach 30 Minuten den Wein zugießen und im Kühlschrank etwa 1 Stunde ziehen lassen. Abseihen, mit kaltem Sekt aufgießen und mit Rosenblättern garnieren.

Boretsch

Kräuter für Dekorationen

Allein beim Anblick der Gaben von Mutter Natur schlägt das Herz höher. Kräuter weisen eine erstaunliche Palette an Farben und Formen auf: Sie verführen durch gefälliges Blattwerk, betören mit anmutigen Blüten und berücken durch lockende Früchte. Über das Auge verzaubern Kräuter die Seele.

Im einfachsten Fall fügt man ein paar frische Kräuter zu einem Vasenstrauß zusammen oder ergänzt mit Kräutern ein Blütenarrangement. Bündelweise gefaßt und an einem hübschen Band kopfüber aufgehängt, sorgen würzige Kräuter für einen attraktiven Blickfang und geben ihr Aroma an die Raumluft ab. Bestimmte Kräuterdüfte halten auf diese Weise auch Insekten fern. Auch zu Kränzen oder Girlanden gewunden zeigen frische Kräuter ihren Charme. Ebenso vielseitig lassen sie sich getrocknet verwenden.

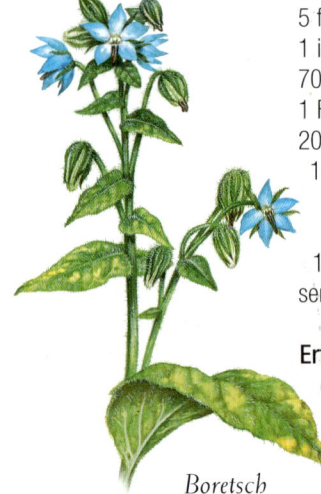

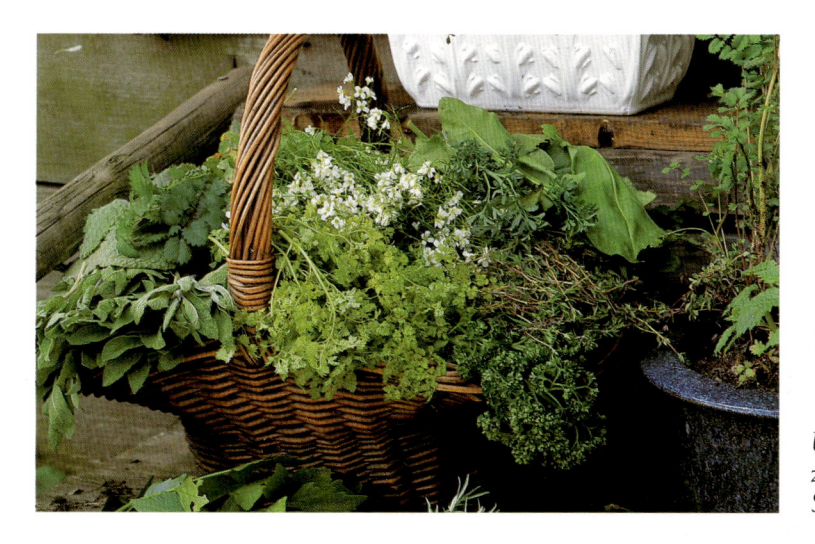

Über das Auge verzaubern Kräuter die Seele.

Verführungsmagie und Liebeszauber durch Kräuter

Seit uralten Zeiten schwören die Menschen auf die Fähigkeiten bestimmter Pflanzen, Sympathien zu wecken und romantische Gefühle zu entfachen. Die Macht der Liebesgöttinnen vermag über ihre Pflanzen auf die irdischen Wesen zu wirken. Und so vertraute man mit Pflanzenritualen, Kräuterelixieren und Zauberformeln auf die Gunst der himmlischen Kräfte, um sich die Zuneigung des Erwählten zu sichern oder die Liebeskraft zu steigern.

Verführerisches Bad der Aphrodite für zwei
3 Eßlöffel getrockneter Rosmarin
3 Eßlöffel getrockneter Salbei
3 Eßlöffel getrockneter Oregano *(Origanum vulgare)*
3 Eßlöffel getrocknete Pfefferminze
3 Eßlöffel getrocknete Kamillenblüten
4 bis 5 Gewürznelken
Zutaten in ein Säckchen füllen und ins einlaufende Badewasser hängen.

Anregende Duftölmischung
1 Teil ätherisches Öl von Jasmin
1 Teil ätherisches Öl von Ylang-Ylang

Verschiedene Kräuter und Gewürze gelten als aphrodisierend, darunter etwa Basilikum, Beifuß, Petersilie, Minze, Liebstöckel, Rosmarin, Majoran, Rose, Muskatellersalbei, Schwarzer Pfeffer, Ingwer und Safran. Sie werden deshalb gerne in Gerichten verwendet, die die Lust steigern sollen.

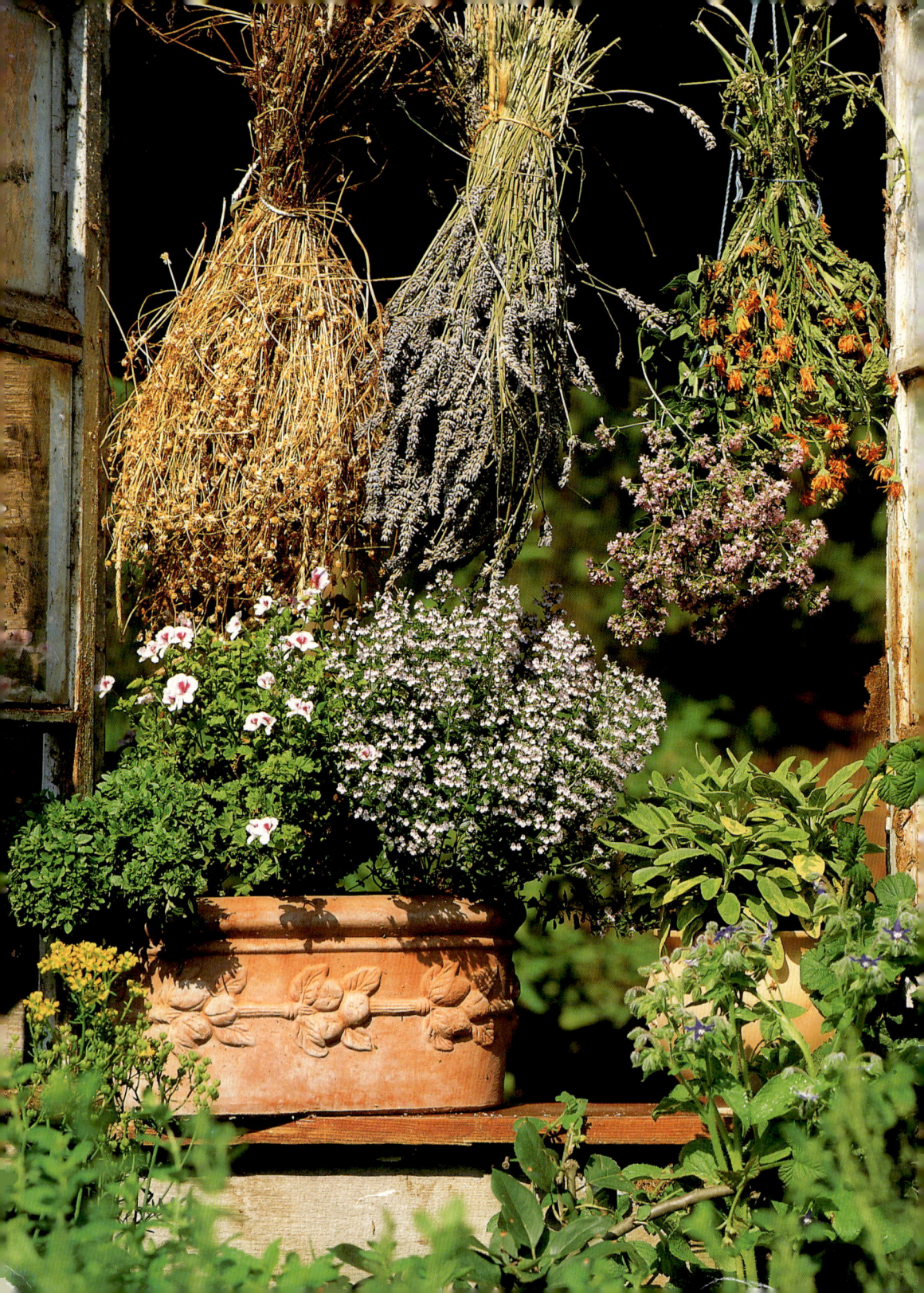

Vom Umgang mit Kräutern

Respekt vor Kräuterkräften

Die Fülle der möglichen Anwendungen von Kräutern zeigt, daß diese seit Urzeiten gerade den Frauen aufs engste zugetan sind und ihnen unschätzbare Dienste leisten. Es mag zur Passion werden, Körper, Geist und Seele durch die segensreichen Kräfte der Kräuter zu beeinflussen, ob mit mystischem Zauber oder rationaler Attitüde. Bei aller Leidenschaft sollte man stets kühlen Sachverstand walten lassen, damit sich die günstigen Wirkungen der Kräuter nicht ins Gegenteil verkehren, damit aus weiser Magie keine schwarze Magie wird. Der leichtfertige Gebrauch von Kräutern birgt nicht zu unterschätzende Risiken in sich, absichtlicher Mißbrauch schadet Leib und Seele.

Grundvoraussetzung für einen verantwortungsvollen Umgang mit Kräutern ist die richtige Dosierung. Heilkräftige, pflegende und wohltuende Substanzen entfalten ihren positiven Effekt nur, solange sie nicht überreichlich eingesetzt werden. Häufig läßt sich sogar feststellen, daß eine geringere Menge der oft subtil wirkenden Inhaltsstoffe bessere Erfolge bringt. Insbesondere bei der innerlichen Anwendung von Kräutern zu Heilzwecken, beispielsweise als Tee, Tinktur oder Saft, sollte die empfohlene Dosierung nicht eigenmächtig überschritten werden und die Medikation auch nicht über einen längeren Zeitraum erfolgen. Eingehende Beratung und sorgfältige Kontrolle durch eine Fachkraft sind gerade dann wichtig, wenn man unsicher im Umgang mit Kräutern ist oder es um die Behandlung schwerwiegender bzw. immer wiederkehrender Gesundheitsprobleme geht.

Manche Kräuter enthalten Stoffe, die von vornherein eine Anwendung ohne eine fachliche Anweisung verbieten bzw. in bestimmten Situationen den Gebrauch ausschließen. Giftpflanzen wie Fingerhut *(Digitalis purpurea)*, Herbstzeitlose *(Colchicum autumnale)* oder Tollkirsche *(Atropa bella-donna)* sind zwar seit langem geschätzte Heilpflanzen, aber bei den medizinischen Drogen, die sie liefern, handelt es sich um äußerst gefährliche, schon in kleinen Mengen lebensbedrohliche oder gar tödliche Substanzen. In keinem Fall dürfen solche Kräuter ohne den Rat eines Arztes oder Heilpraktikers eingenommen werden. Andere Arten, etwa die Poleiminze *(Mentha pulegium)* oder

Grundsätzlich ist jedes Heilpflanzenpräparat eine Arznei, deren übermäßiger Gebrauch die Gesundheit gefährden kann – gemäß der alten Erkenntnis: Die Dosis macht das Gift. In diesem Sinn eignen sich Heilkräuter – in jeglicher Form – auch nicht zur Dauermedikation. Selbst wenn sich in bestimmten Fällen erst nach längerfristiger Anwendung eine Wirkung zeigt, sollte eine Behandlung nicht länger als ein bis zwei Monate ohne Unterbrechung durchgeführt werden. Nach dieser Zeitspanne ist eine ebenso lange Pause ratsam.

Bild links: Zum Trocknen hängt man Kräuter kopfüber auf.

der Wermut *(Artemisia absinthium)*, gelten als schwach giftig und wurden lange Zeit eher bedenkenlos auch als Frauenkräuter verwendet, doch können sie in höheren Dosen zu Gesundheitsstörungen führen.

Auf Kräuter wie Eisenkraut *(Verbena officinalis)*, Frauenmantel *(Alchemilla xanthochlora)* oder Mutterkraut *(Tanacetum parthenium)*, die den weiblichen Zyklus anregen und insbesondere die Kontraktionen der Gebärmutter fördern, sollte man während der Schwangerschaft verzichten, es sei denn, sie werden eigens verordnet. Stillende Mütter müssen bedenken, daß Wirkstoffe mit der Milch auf den Säugling übergehen können – was bei manchen Kräutern wie Fenchel *(Foeniculum vulgare)* jedoch durchaus beabsichtigt sein kann. Vorsicht ist angebracht, wenn man zu Allergien neigt. Einige Kräuter können bei Kontakt mit der Haut oder nach Genuß allergische Reaktionen hervorrufen, wie dies beispielsweise von Schafgarbe *(Achillea millefolium)* und Kamille *(Chamomilla recutita)* bekannt ist.

Sämtliche Warnhinweise zu verschiedenen Kräutern sind daher strikt zu beachten!

Frauenmantel

Auf den Gehalt kommt es an

Kräuter sollten von höchster Qualität sein, für welchen Zweck man sie auch immer verwendet. Ihr Gehalt an Vitaminen, Mineralien und anderen Wirkstoffen sowie ihr Duft hängen von vielen Faktoren ab: vom Wuchsort, von der Bodenbeschaffenheit, von der Witterung und vom Entwicklungszustand der Pflanze. Entscheidenden Einfluß darauf, wie „die inneren Werte" auch nach Ernte und Verwertung erhalten und wirksam bleiben, haben der Erntezeitpunkt und alle weiteren Maßnahmen wie Waschen, Trocknen, Lagern, Zubereiten.

Blätter und beblätterte Triebe sind am gehaltvollsten, wenn sie noch jung, jedoch schon komplett entwickelt sind und die Pflanze kurz vor der Blüte steht. Blüten wiederum entfalten ihre höchste Güte erst, wenn sie sich ganz geöffnet haben, aber sozusagen noch jungfräulich, also nicht bestäubt sind. Früchte und Samen gewinnt man in der Vollreife, wenn sie die für ihre Reife typische Färbung intensiv zeigen. Wurzeln dagegen werden gewöhnlich im Spätherbst oder Frühwinter geerntet, weil die Pflanze erst zu Beginn der Winterruhe alle wichtigen Stoffe in ihnen gespeichert hat.

Kräuter sammeln

Kräuter in freier Natur zu sammeln ist für viele Menschen auch heute noch ein mehrfaches Vergnügen. Allein der Aufenthalt an der frischen Luft fördert das allgemeine Wohlbefinden. Zudem sind offene Augen gefragt – und dabei erschließt sich einem die Natur auf besonders feinsinnige Weise. Ohne Schulung geht es freilich nicht. Um sich mit frischen Kräutern aus Wildbeständen zu versorgen, sind die genaue Kenntnis der Pflanzen und ein sicheres Bestimmen der einzelnen Arten unabdingbare Voraussetzungen. Dies wiederum schafft einen engen Bezug zum lebendigen Grün und hält den Geist rege. Einige wichtige Grundsätze sollte man beim Sammeln von Kräutern stets beachten:

- Die Pflanzen sorgfältig auswählen; es kommen nur zweifelsfrei bestimmte Exemplare von unbelasteten Standorten in Frage. Naturschutzbestimmungen befolgen, die das Sammeln geschützter Pflanzen reglementieren.
- Nur geringe Mengen sammeln, die auch wirklich verarbeitet und verwendet werden können. Niemals einen Pflanzenbestand völlig abernten und einzelne Pflanzen nicht unnötig schädigen, damit genügend nachwachsen kann.
- Zur entsprechenden Erntezeit bei trockenem Wetter am frühen Vormittag sammeln, wenn die Pflanzen nicht mehr taufeucht sind.
- Sammelgut locker in einen Korb legen und anschließend möglichst schnell weiterverarbeiten.

Kräuter im Handel beziehen

Wildvorkommen von Kräutern werden heute immer seltener, außerdem wirft die zunehmende Umweltbelastung ernste Zweifel an einer unbedenklichen Verwendung von selbstgesammelten Kräutern auf. Zudem hat nicht jeder Lust und Muße, Kräuter zu suchen. Als Alternative kann man sie im Handel beziehen.

Manche Kräuter werden gemeinhin als harmlos eingeschätzt, etwa Pfefferminze (*Menta* x *piperita*) und Petersilie (*Petroselinum crispum*). **Auf Dauer kann Pfefferminztee, täglich getrunken, aber zu gesundheitlichen Beeinträchtigungen führen, für Säuglinge und Kleinkinder kann er sogar gefährlich werden. Der Verzehr größerer Mengen von Petersilie kann den Magen reizen, Petersilienöl wirkt überdies berauschend. Vernünftige Verwendung und Abwechslung schützen jedoch vor unerwünschten Wirkungen.**

Die Auswahl an verschiedenen Arten und Darreichungsformen nimmt dank steigender Nachfrage ebenso zu wie die Zahl der Geschäfte, die Kräuter führen. Gemüsehändler haben ihr Angebot an frischen Küchenkräutern stark erweitert. Apotheken, Drogerien, Reformhäuser und Naturkostläden, Fachgeschäfte für ökologische Produkte und spezielle Kräuterläden, ja selbst Supermärkte halten Kräuter in allerlei Fasson feil. Tees, Tinkturen, Salben oder andere Zubereitungen mit Heilpflanzen gibt es ebenso wie Kosmetika und Pflegemittel auf Kräuterbasis fix und fertig zu kaufen, natürlich sind auch die Grundzutaten für die eigene Herstellung verschiedenster Kräuterrezepturen erhältlich.

Der Erwerb von Kräutern, ob frisch oder in verarbeitetem Zustand, ist ähnlich wie der Kauf von Fleisch Vertrauenssache. Man sollte in jedem Fall darauf achten, daß die Rohstoffe aus biologischem Anbau stammen und ihre Qualität ständig geprüft wird.

Relativ unbelastete, gehaltvolle Kräuter findet man möglichst weitab von Straßen, Siedlungen und Fabriken. Meiden sollte man Feldraine und Wiesen, wo landwirtschaftliche Chemikalien zu Düngung und Pflanzenschutz ausgebracht werden, sowie Uferstreifen entlang stark verschmutzter Gewässer.

Kräuter selbst anbauen

Kultiviert man Kräuter im eigenen Garten, auf Balkon oder Fensterbank, so läßt sich daraus gleich mehrfacher Nutzen ziehen. Zum einen kommt man in den Genuß ihrer optischen Reize, denn Kräuter geizen nicht mit prächtigen Blätterkleidern und anmutigen Blüten, und als sinnliche Zugabe hüllen sie sich in verführerische Düfte. Zum anderen entwickelt sich eine innige Verbindung zwischen Pfleger und Pfleglingen, bringt doch die Beschäftigung mit den Kräutern Abwechslung in das oft graue Einerlei der Tagesabläufe. Und nicht zuletzt erhält man qualitativ hochwertiges Erntegut, sofern beim Anbau einige Regeln beachtet werden.

Gewöhnlich holt man sich Kräuter entweder als fertige Pflanzware, oder man zieht sie aus Samen selbst heran. Kräftige Jungpflanzen wie auch Saatgut sind in reicher Auswahl im Fachhandel erhältlich. Wichtig für eine erfolgreiche Kultur der Kräuter ist der richtige Standort, an dem ihre Ansprüche an Besonnung, Bodenbeschaffenheit und Wasserversorgung möglichst optimal erfüllt sind. Die meisten Arten bevorzugen einen geschützten, sonnigen Platz mit lockerem, humusreichem, leicht feuchtem Boden. Wenn diese Wachstumsgrundlagen gegeben sind, können die Pflanzen ihre Wirkstoffe bestens entwickeln.

KRÄUTER SELBST ANBAUEN

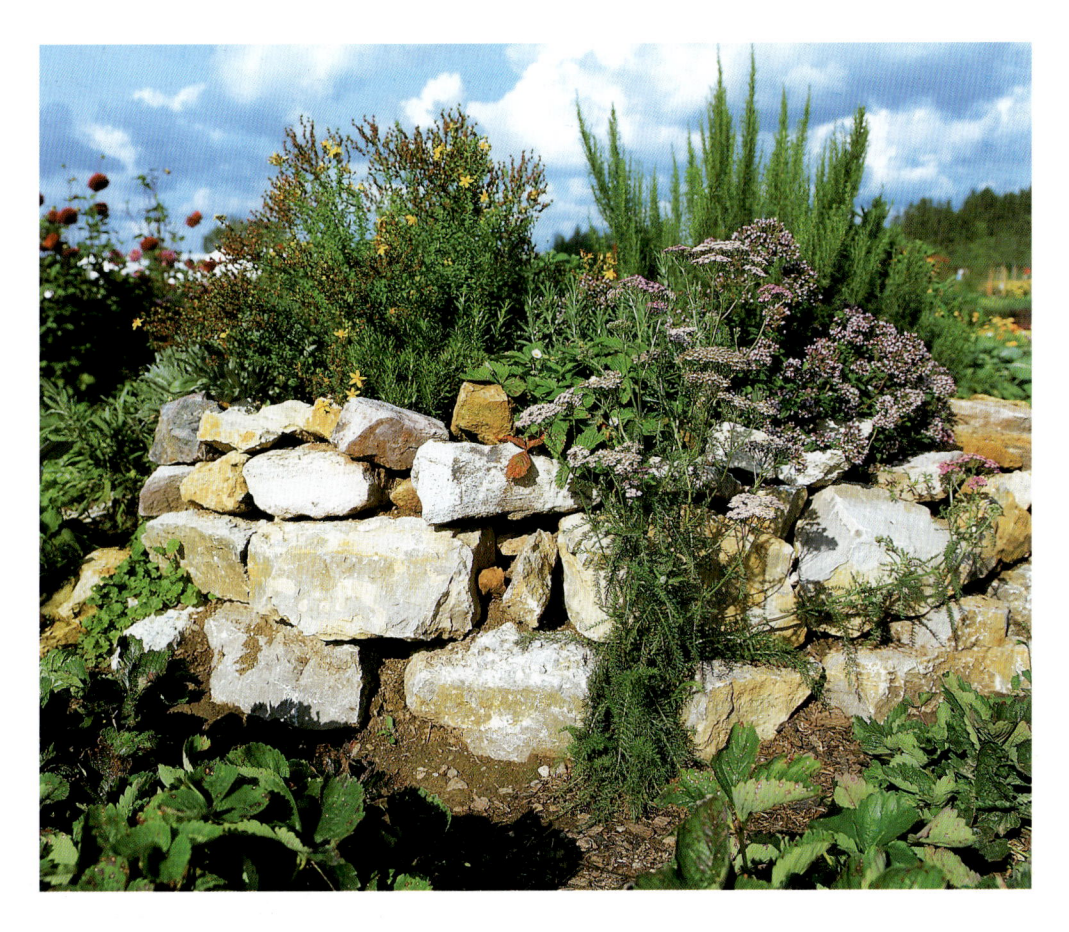

Zum Gedeihen brauchen Gewächse Nährstoffe, die in Kultur in der Regel durch Düngung zugeführt werden müssen. Zugunsten kräftigerer Aromen und besserer Wirksamkeit sollte man Kräuter aber lediglich sehr zurückhaltend düngen. Gewöhnlich liefert ein humoser Boden ausreichend Nahrung. Mit Düngern auf Pflanzenbasis, beispielsweise Kompost oder einem handelsüblichen Flüssigdünger aus Rüben, läßt sich ein eventueller Nährstoffmangel ergänzen.

Obwohl Kräuter nur sehr selten von Schädlingen und Krankheiten bedroht sind, versteht sich von selbst, daß im Falle eines Falles keinerlei Pflanzenschutzmittel eingesetzt werden dürfen. Besser verzichtet man auf eine Ernte, wenn durch Absammeln der Plagegeister oder durch Abschneiden kranker Teile keine Abhilfe zu schaffen ist.

Eine Kräuterspirale bietet den verschiedensten Pflanzen ideale Standorte.

Aufbereitung von Kräutern

Wie frisches Gemüse und Obst stehen auch frisch geerntete Kräuter gleichsam noch voll im Saft und verfügen über ein Höchstmaß an Vitaminen, Mineralien, Aroma- und Wirkstoffen. Das frische Grün ist daher kaum wegzudenken, wenn es um die Aufwertung von Speisen geht, läßt sich aber ebenso für alle anderen Anwendungen nutzen, also zu Tee aufbrühen, dem Badewasser zusetzen oder einer Gesichtsmaske untermengen.

Kräuter müssen stets sauber sein, bevor sie Verwendung finden. Oft braucht man sie nur auszuschütteln und sorgfältig zu verlesen. Eine gründlichere Reinigung wird nötig, wenn sie voller Staub und Erde sind. Dann wäscht man die noch unzerkleinerten Pflanzen bzw. Pflanzenteile kurz unter fließendem Wasser ab, am besten mit einer Handbrause, und schüttelt oder tupft sie vorsichtig trocken. Keinesfalls sollten Kräuter längere Zeit im Wasser liegen.

Konservierung von Kräutern durch Trocknen

Je länger der Erntezeitpunkt zurückliegt, desto mehr büßen die Kräuter an Inhaltsstoffen ein. Werden sie also nicht unmittelbar verzehrt oder in einer Zubereitung verarbeitet, sollte schnellstens eine schonende Konservierung erfolgen, um möglichst viel von ihrem Wert zu erhalten. Wohl am häufigsten werden Kräuter durch Trocknung haltbar gemacht. Durch den Entzug des Wassers nimmt man Mikroorganismen den Nährboden, unterbindet Abbauprozesse und verhindert weitgehend eine Umwandlung der Wirkstoffe.

Ganze Pflanzen, beblätterte Triebe oder Blütenstiele bündelt man locker zu kleinen Sträußen und hängt sie kopfüber an einem luftigen, schattigen, aber doch warmen Ort auf, etwa in einem Gartenhaus oder auf dem Speicher. Kleinere Pflanzenteile wie Blüten und Blätter, auch Samen und Wurzelstücke, die sich nicht bündeln lassen, breitet man lose nebeneinander auf Holzgittern, mit Zeitungspapier belegten Tabletts oder Darren (spezielle Holzroste) aus und bringt diese ebenfalls an eine warme, gut durchlüftete Stelle ohne direkte Sonneneinstrahlung. Dort verbleiben die Pflanzen, bis sich Stengel oder Wurzeln ohne weiteres zerbrechen lassen, Blätter rascheltrocken sind,

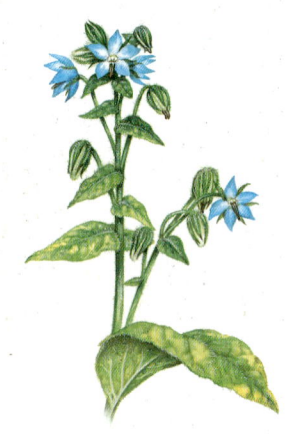

Boretsch

Wurzelteile und Blüten leicht zerbröselt werden können. Währenddessen sollte man mehrfach auf Fäulnis und Schimmel kontrollieren, betroffene Partien müssen sofort großzügig entfernt werden. Größere Pflanzenteile trocknen besser, wenn man sie einige Male wendet.

Das Trocknen kann auch im Backofen erfolgen, allerdings nur bei sehr geringer Wärme (höchstens 35 °C) und ausreichender Luftzufuhr (Backofentür einen Spalt offenlassen), oder aber in einem Trocknungsapparat bei niedrigster Temperatureinstellung.

Aufbewahrung von Kräutern

Das vollständig getrocknete Pflanzenmaterial wird zuletzt – nach Arten, gegebenenfalls auch nach Pflanzenteilen getrennt – in saubere, gut verschließbare Gefäße gefüllt, zum Beispiel in Weißblechdosen oder andere Behältnisse aus Glas, Porzellan, Pappe oder Holz mit paßgenauem Verschluß oder Deckel. Papier- oder Kunststoffbehälter sind, zumindest bei längerer Aufbewahrungszeit, ungeeignet, da die Aromen schnell verfliegen würden und Feuchtigkeit eindringen könnte bzw. Kunststoff sich durch die ätherischen Öle verändert.

Eine exakte Beschriftung sorgt für Ordnung und Übersicht, denn nicht jeder kann Kräuter in getrocknetem Zustand an ihrem Aussehen oder Geruch erkennen. Die Behältnisse bewahrt man trocken und möglichst auch kühl auf, lichtdurchlässige Glasgefäße müssen außerdem dunkel aufgestellt werden. Die Haltbarkeit getrockneter Kräuter beträgt in der Regel ein Jahr, danach sind die Pflanzenteile ausgeraucht und haben viel von ihrer Wirksamkeit verloren.

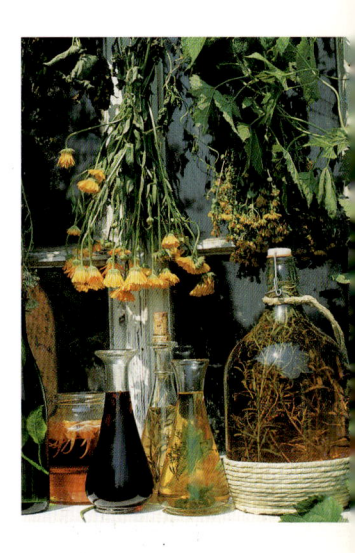

Kräuter lassen sich auf verschiedene Weise einlegen und zubereiten.

Kräuterzubereitungen

Im folgenden sind einfache, schnell nachvollziehbare Kräuterzubereitungen beschrieben, mit denen sich jeder ohne größeren Aufwand die wunderbare Kraft dieser außergewöhnlichen Pflanzen zunutze machen kann. Grundstoffe bilden frische oder getrocknete Kräuter sowie entweder im Haushalt vorrätige oder problemlos im Handel erhältliche Zutaten. Wer dennoch den Aufwand scheut, Tinkturen oder andere Zubereitungen selbst herzustellen, kann auf eine breite Angebotspalette im Fachhandel zurückgreifen.

Die Kräuterzutaten wählt man gemäß der gewünschten Rezeptur bzw. beabsichtigten Wirkung aus. Jede Zubereitung, ob innerlich oder äußerlich angewendet, sollte zunächst in einer kleinen Dosis ausprobiert werden, um die Verträglichkeit zu testen. Zeigen sich irgendwelche unerwünschten Reaktionen, ist das Kräuterpräparat sofort abzusetzen. Gewöhnlich verschwinden solche Nebenwirkungen dann schnell von selbst, andernfalls sollte man fachkundigen Rat suchen.

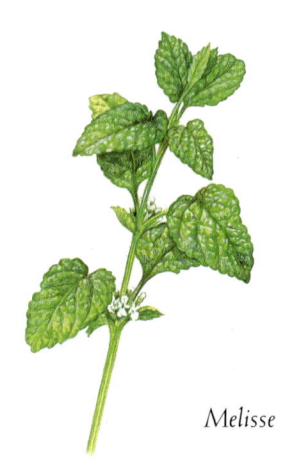

Kräutertees

Für die einfachste und schnellste Zubereitungsart, die Herstellung eines Tees, eignen sich nahezu alle Kräuter. Je nach Rezeptur wählt man eine einzelne Pflanze oder mischt mehrere empfohlene Arten. Damit die aktiven Substanzen der Kräuter optimal ins Wasser übergehen, der Tee also ein hochwertiger Kräuterauszug wird, sind einige Regeln zu beachten:

Melisse

- Das Wasser sollte von bester Qualität sein. Trinkwasser aus der Leitung gilt zwar als eines der reinsten Lebensmittel, enthält jedoch oft zuviel Kalk. In hartem Wasser können sich die Kräuterwirkstoffe aber nicht vollständig entfalten, zudem wirkt sich Kalk negativ auf das Aussehen und auf den Geschmack des Tees aus. Liegt der Wasserhärtebereich (beim örtlichen Wasserwerk zu erfragen) bei 3 oder 4, ist das Leitungswasser also hart oder sehr hart, sollte man es zur Teebereitung mit speziellen Filtersystemen aus dem Fachhandel aufbereiten oder statt dessen besser auf stilles Mineralwasser zurückgreifen.
- Die Gefäße zum Aufsetzen und Servieren eines Tees sollten aus Porzellan, Steingut, Glas oder Email sein. In Metallbehältern können die Inhaltsstoffe verändert werden. Es versteht sich von selbst, daß die Gefäße peinlich sauber zu halten sind.

Je nach Kräuterarten und -teilen wendet man drei verschiedene Methoden zur Zubereitung eines Tees an:

Aufguß (Infusum): Dafür eignen sich vor allem Blätter, Blüten und weichere Triebe oder Früchte von den meisten Kräutern, ebenso zerstoßene oder gemahlene derbe Stengel, Wurzeln, Rinden und Samen.

KRÄUTERZUBEREITUNGEN

Grundrezept für einen Aufguß
1 bis 2 Eßlöffel frische, grob zerkleinerte Kräuter mit 1/4 l heißem, aber nicht mehr kochendem Wasser übergießen und 1 bis 2 Minuten zugedeckt (damit die Aromastoffe nicht so leicht entweichen) ziehen lassen. Anschließend den Tee durch ein Sieb abgießen. Oder 1 bis 2 Teelöffel getrocknete, grob zerkleinerte Kräuter mit 1/4 l heißem, nicht mehr kochendem Wasser übergießen, 5 bis 10 Minuten zugedeckt ziehen lassen, abseihen.

Abkochung (Absud, Dekokt): Dadurch entzieht man harten Pflanzenteilen, also Wurzelstücken, holzigen Stielen, Fruchtschalen oder Samen, ihre Wirksubstanzen.

Grundrezept für eine Abkochung
1 bis 3 Teelöffel fein zerkleinerte getrocknete Kräuter mit 1/4 l kaltem Wasser übergießen, unter ständigem Rühren zum Sieden bringen und 10 bis 20 Minuten zugedeckt sanft köcheln lassen. Anschließend den Sud abfiltern.

Kaltauszug (Mazeration): Er ist für die Zubereitung eines Tees aus empfindlichen, meist schleimhaltigen Kräutern wie Mistel, Beinwell oder Malve angebracht, deren Inhaltsstoffe durch kochendes Wasser verändert oder gar zerstört werden würden.

Grundrezept für einen Kaltauszug
1 bis 2 Eßlöffel frische oder 1 bis 2 Teelöffel getrocknete, grob zerkleinerte Kräuter mit 1/4 l kaltem Wasser verrühren, 8 bis 12 Stunden stehenlassen und dann abseihen.

Tees bekommen eine ansprechende Farbe, wenn man ihnen Blütenblätter von Kornblume, Lavendel, Ringelblume, Rosen oder Malve beigibt. Zum Verbessern der Optik und des Geschmacks eignen sich aber auch Apfel-, Orangen-, Zitronen-, Hagebuttenschalen, Himbeerblätter, Holunderbeeren oder Ingwerstückchen.

Der zubereitete Tee kann direkt angewendet werden, in den meisten Fällen wird man ihn trinken. Da Kräutertees nicht jedermanns Sache sind, kann man den warmen oder auch kalten Tee nach Belieben mit Honig, Zucker, Zitronen-, Limonen-, Orangen-, Apfelsaft oder einem anderen Fruchtsaft oder auch durch die Zugabe von Kräutern geschmacklich verbessern. Es sollte solange experimentiert werden, bis der Tee dem Gaumen behagt. Denn wer den Kräutertrank genußvoll und mit allen Sinnen aufnimmt, stärkt gleichzeitig seine innere Energie – ohne die die Wirkkraft der Kräuter womöglich verlorenginge.

Tees aus den entsprechenden Kräutern können, natürlich ungesüßt, aber auch andere Verwendung finden, zum Beispiel als Zusatz zum

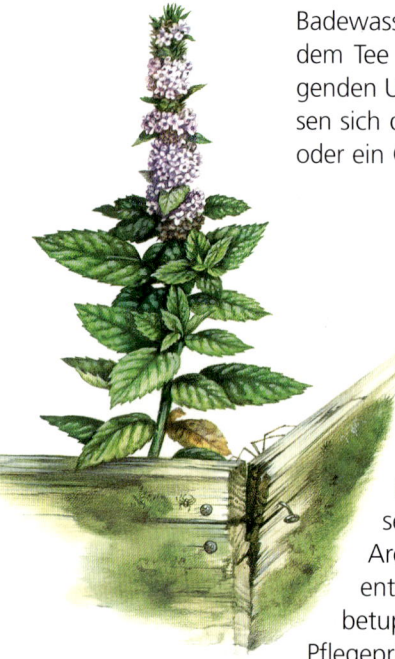

Badewasser, für eine Augenkompresse oder zur Haarspülung. Ein mit dem Tee getränktes Tuch ergibt schnell einen heilsamen oder pflegenden Umschlag. Gießt man den Tee sehr heiß in eine Schüssel, lassen sich die aufsteigenden aromatischen Dämpfe für eine Inhalation oder ein Gesichtsdampfbad nutzen.

Kräutersäfte

Steht ein Entsafter, Mixer oder eine Küchenmaschine mit entsprechendem Aufsatz zur Verfügung, kann man vor allem aus saftreichen Kräutern wie Pfefferminze (*Mentha* x *piperita*) oder Brennessel (*Urtica dioica*) sowie Früchten frischen Saft gewinnen. Man sollte ihn immer nur in kleinen Mengen herstellen und frisch verwenden, da er selbst im Kühlschrank rasch an Qualität einbüßt. Den an Aroma- und Wirkstoffen besonders reichen Saft trinkt man entweder in kleinen Portionen, mischt ihn unter Speisen, betupft damit erkrankte Körperstellen, oder man mengt ihn Pflegepräparaten unter.

Pfefferminze

Grundrezept Kräutersaft
Gut zwei Handvoll frische Kräuter grob zerhacken, in den Mixer oder die Küchenmaschine geben, etwas Wasser beifügen. (Wenig safthaltige, derbere Kräuter vorher hacken oder zerquetschen und etwa 30 Minuten in wenig Wasser einweichen.) Gründlich durchmixen, nach Bedarf noch etwas Flüssigkeit hinzugeben, bis ein homogener, dünnflüssiger Brei entstanden ist. Durch ein Mulltuch filtrieren, Rückstände sorgfältig auspressen. Oder mit einem Entsafter einfach die gewünschte Menge frischer Kräuter, zerkleinert und eventuell leicht angefeuchtet oder kurzzeitig eingeweicht, entsaften.

Kräutertinkturen

Tinkturen oder Essenzen sind konzentrierte alkoholische Auszüge. In Alkohol lösen sich die Inhaltsstoffe der Kräuter besonders gut, zugleich werden sie darin auch konserviert. Tinkturen sind daher recht gut haltbare und lange wirksame Präparate, vor allem wenn sie mit getrockneten Kräutern hergestellt werden. Bilden frische Pflanzenteile die Basis, verderben die Kräutertinkturen schneller.

Der Alkoholzusatz sollte möglichst hochprozentig sein. Ist eine innerliche Anwendung vorgesehen, nimmt man Wodka, Brandy, Korn, Obstbranntwein oder Weingeist (Äthylalkohol); die Tinktur wird tropfenweise unverdünnt oder in einem Glas Wasser verrührt eingenommen. Für Umschläge oder zur Hautpflege eignet sich neben Weingeist auch Medizinalalkohol oder Isopropylalkohol; solche Tinkturen verdünnt man mit der doppelten Menge Wasser.

Grundrezept Kräutertinktur
1 Teil getrocknete, sehr fein zerkleinerte Kräuter in ein dicht verschließbares Gefäß geben und mit 5 Teilen Alkohol übergießen. Gut verschlossen an einen warmen Ort (etwa 20 °C) stellen, täglich kräftig schütteln. Nach 3 bis 4 Wochen durch einen Papierfilter gießen, den Filtrierrückstand gründlich auspressen. Die Tinktur in dunkle, verschließbare Glasfläschchen abfüllen, kühl und dunkel aufbewahren.

Kräuteröle und -salben

Diese Kräuterzubereitungen dienen ausschließlich zur äußerlichen Anwendung. Kräuteröle nimmt man hauptsächlich für medizinische Einreibungen oder Massagen, Kräuersalben werden außer für heilende auch für kosmetische Zwecke benutzt. Die Kräutersubstanzen werden dabei in hochwertigen, pflegenden Ölen bzw. Fetten eingelagert. Die Haltbarkeit dieser Präparate hängt entscheidend von den verwendeten Grundstoffen ab, manche Öle und Fette wie Olivenöl werden relativ schnell ranzig, andere wie Jojobaöl verderben kaum.

Grundrezept Kräuteröl
50 g getrocknete, zerkleinerte Kräuter in ein dicht verschließbares Glasgefäß geben und mit 1/2 l kaltgepreßtem, hochwertigem Olivenöl übergießen. Gut verschlossen 2 bis 3 Wochen an einen warmen, möglichst auch sonnigen Ort stellen. Das Öl abfiltern, in dunkle, verschließbare Gläschen oder Fläschchen abfüllen, kühl und dunkel aufbewahren.

Grundrezept Kräutersalbe
100 ml Kräuteröl nach obigem Grundrezept herstellen, leicht erwärmen und darin 10 g Bienenwachs unter ständigem kräftigem Rühren auflösen. Nach Belieben noch 1 bis 2 Teelöffel Lanolin oder Kakaobutter untermengen, um die Salbe geschmeidiger zu machen. In kleinen Portionen in verschließbare Döschen oder weithalsige kleine Gefäße abfüllen, kühl und dunkel aufbewahren.

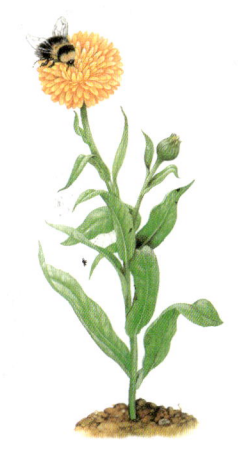

Ringelblume

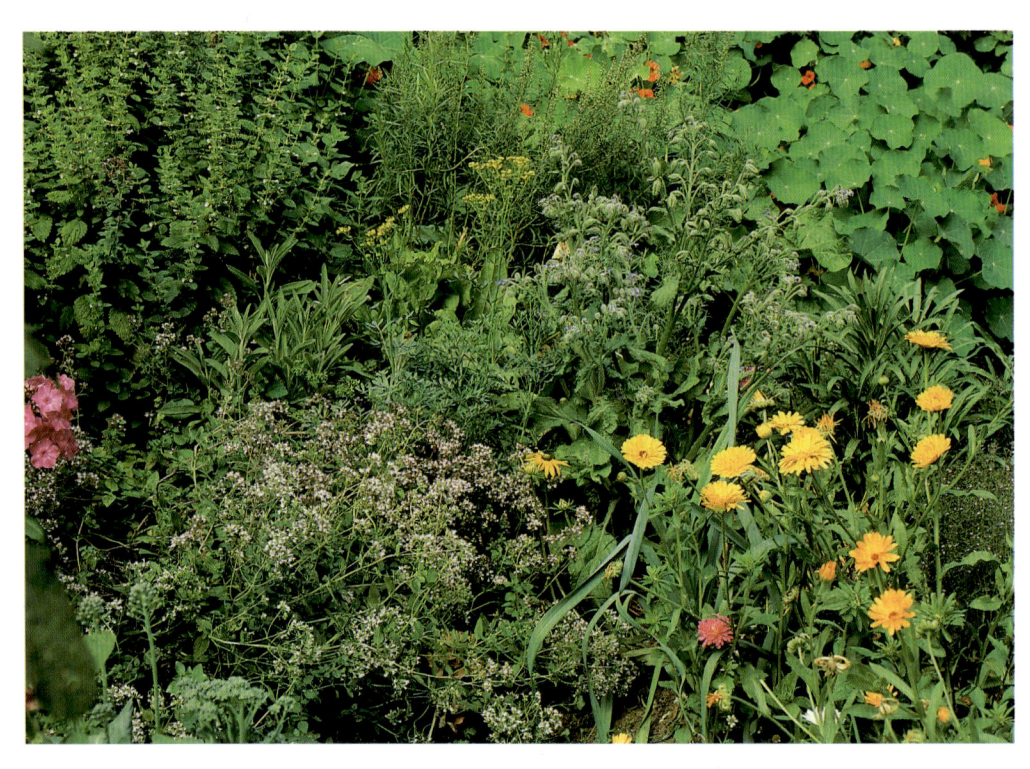

Wer Kräuter im eigenen Garten anbaut, kann sie auf vielerlei Art nutzen.

Kräuterlotionen

Lotionen, bei denen feinste Teilchen oder Tröpfchen gleichmäßig in wäßriger Lösung verteilt sind, ziehen schneller in die Haut ein als die schweren und fettigen Öle und Salben und kühlen zugleich. Sie eignen sich als Heilmittel, in erster Linie bei Entzündungen und juckenden Ausschlägen, sowie zur Hautpflege. Träger für die Kräuterwirkstoffe können Wasser, Blütenwasser (beispielsweise Rosenwasser), dünnflüssiges Öl oder auch frische Milch sein, denen Kräuterauszüge, -öle, -tinkturen oder auch ätherische Öle untergemischt werden.

Grundrezept Kräuterlotion
100 ml Rosenwasser gründlich mit 2 bis 4 Tropfen eines ätherischen Öls vermischen oder 100 ml frische, fettarme Milch mit 3 bis 4 Eßlöffeln starkem Kräutertee verrühren. Kühl und dunkel aufbewahren, vor Gebrauch jeweils kräftig schütteln.

Kräuterwickel, -kompressen und -umschläge

Bei Kräuterauflagen in Form von Kompressen, Umschlägen oder Wickeln werden die Wirkstoffe der Kräuter über die Haut aufgenommen. Man gibt die Kräuterauszüge dazu auf ein Trägermaterial, zum Beispiel einen Wattebausch oder ein sauberes Mull-, Leinen- oder Baumwolltuch, und beläßt dieses eine Zeitlang auf der betreffenden Körperstelle. Heiße oder kalte Kompressen, Umschläge und Wickel dienen sowohl heilenden Zwecken, zum Beispiel bei Hautentzündungen oder -reizungen, wie auch zur Pflege.

Für die Behandlung von kleinen Hautflächen, beispielsweise bei Pickeln, Insektenstichen, Abschürfungen bzw. für eine Augenkompresse, wird ein Stück Watte oder ein sauberes, mehrfach gefaltetes Tuch in starkem Kräutertee, verdünnter Tinktur oder Kräuteröl getränkt oder mit einem frisch zerriebenen Kräuterbrei bestrichen und direkt auf die betreffende Stelle aufgelegt.

Zur flächigen Anwendung, etwa bei Unterleibsschmerzen oder zur Pflege des Dekolletés, nimmt man entsprechend größere Tücher. Weil sich bei Wärme die heilsamen Kräfte der Kräuter oft besser entfalten, die Wirkstoffe von der Haut gründlicher aufgenommen werden und die Wärme selbst auch wohltuend wirkt, gibt man für heiße Umschläge die getränkten Tücher so heiß wie möglich auf die Haut, deckt die Auflage mit einem dicken Frottee- oder Wolltuch ab und legt eventuell noch eine Wärmflasche darauf.

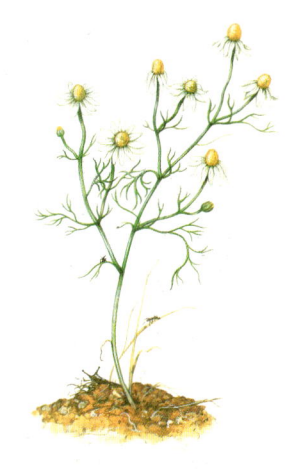

Kamille

Kräutermasken

Vorzugsweise zur Pflege von Gesicht und Dekolleté gedacht sind Masken, die die Haut gründlich reinigen, den Teint glätten, gereizte Haut beruhigen, Feuchtigkeit zuführen, die Hauterneuerung fördern oder einfach nur erfrischen. Eine breiige Masse, die Kräuterwirkstoffe enthält, wird dick auf die Haut aufgetragen, bei einer Gesichtsmaske bleiben Augen- und Mundpartie großzügig ausgespart. Während der Einwirkzeit entspannt man sich, um die Wirkung der Kräuter zu unterstützen. Nach 10 bis 15 Minuten wird der Kräuterbrei abgenommen und die Haut gründlich gereinigt, am besten mit einer pflegenden Kräuterlotion.

> **Grundrezept Kräutermaske**
> 2 Handvoll frische Kräuter oder 3 Eßlöffel getrocknete Kräuter (die über Nacht in wenig Wasser eingeweicht wurden) mit 2 Eßlöffeln stillem Mineralwasser pürieren. Direkt auf die Haut auftragen oder mit Hafermehl, gemahlenen Mandeln oder Kleie zu einer kompakten Paste andicken.

Kräuterbäder

Wer räkelt sich nach einem anstrengenden Tag nicht gerne in warmem Badewasser? Das Ritual eines Vollbads ist eine echte Wohltat für Körper und Seele. Warmes Wasser und aufsteigender Dampf wirken um ein Vielfaches intensiver und gezielter, wenn dem Bad Kräuter beigegeben werden. Kräuterbäder sind ein Fest für alle Sinne, sie können ganz einfach der Steigerung des allgemeinen Wohlbefindens dienen, aber auch pflegen und verschönern, sogar Beschwerden lindern und eine Heilung unterstützen.

Bei einem Vollbad gelangen Kräuterwirkstoffe über die gesamte Hautoberfläche sowie mit dem Wasserdampf über die Atemwege in den Körper. Mit Hand-, Fuß- und Sitzbädern pflegt oder behandelt man dagegen bestimmte Körperteile. Die optimale Wassertemperatur liegt bei 35 bis 37 °C, die Badedauer beträgt in der Regel 15 bis 20 Minuten. Während des Bads gönnt man sich Ruhe, konzentriert sich auf dessen Wirkung und atmet im Dampf tief und regelmäßig. Anschließend rubbelt man sich gründlich trocken und ruht sich noch eine Weile entspannt aus – man sollte das Bad also zelebrieren.

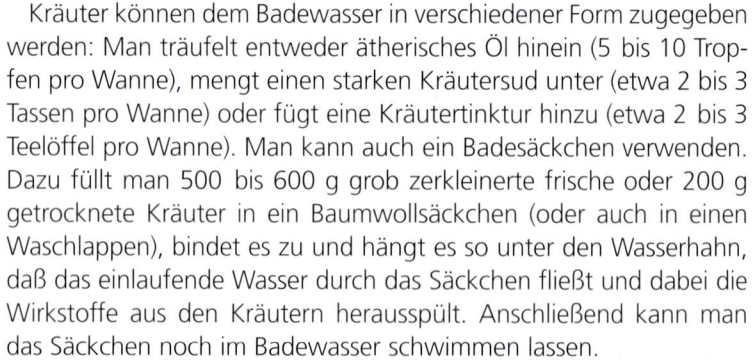

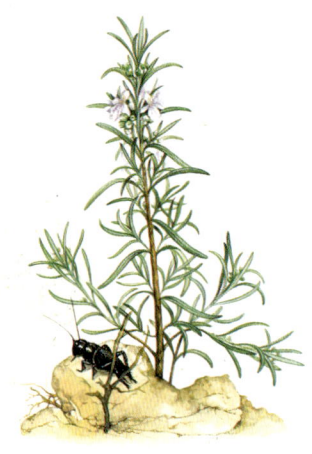

Rosmarin

Kräuter können dem Badewasser in verschiedener Form zugegeben werden: Man träufelt entweder ätherisches Öl hinein (5 bis 10 Tropfen pro Wanne), mengt einen starken Kräutersud unter (etwa 2 bis 3 Tassen pro Wanne) oder fügt eine Kräutertinktur hinzu (etwa 2 bis 3 Teelöffel pro Wanne). Man kann auch ein Badesäckchen verwenden. Dazu füllt man 500 bis 600 g grob zerkleinerte frische oder 200 g getrocknete Kräuter in ein Baumwollsäckchen (oder auch in einen Waschlappen), bindet es zu und hängt es so unter den Wasserhahn, daß das einlaufende Wasser durch das Säckchen fließt und dabei die Wirkstoffe aus den Kräutern herausspült. Anschließend kann man das Säckchen noch im Badewasser schwimmen lassen.

Für geringere Wassermengen bei Teilbädern müssen die angegebenen Kräutermengen jeweils entsprechend reduziert werden.

Dampfinhalationen und Dampfbäder mit Kräutern

Mit flüchtigen Kräuteraromen angereicherter Wasserdampf wird vor allem geschätzt, wenn es um eine Behandlung der Atemwege geht, Kopfschmerz vertrieben oder die Gesichtshaut intensiv gereinigt und gepflegt werden soll. Man beugt sich dazu über eine Schüssel mit heißem Wasser, in das die Kräuter gegeben wurden, breitet ein großes Frottiertuch über Kopf und Schüssel und läßt Dämpfe und Düfte auf sich wirken. Das Wasser darf aber keinesfalls kochend heiß sein, damit man sich in der Hitze des Wassernebels nicht verbrüht.

Wie bei einem Bad können die Kräuter dem Wasser in Form von starkem Tee, ätherischem Öl oder einer Tinktur beigefügt werden. Wenn man direkt in der Schüssel einen Aufguß bereitet, braucht man ihn für die Inhalation oder das Dampfbad nicht abzuseihen.

Kräuterspülungen

Mit wenigen Handgriffen zubereitet sind auch Spülungen. Sie sind im Prinzip nichts anderes als mit Kräuterwirkstoffen versetztes Wasser und werden medizinisch zum Beispiel für Scheidenspülungen, pflegend als Mundspülungen und kosmetisch etwa nach der Haarwäsche verwendet. Am besten stellt man für eine Kräuterspülung einen Aufguß her und läßt ihn vor Gebrauch abkühlen. Oder man mischt warmem Wasser Kräutertinkturen, ätherische Öle oder frisch gepreßte Kräutersäfte unter.

Ätherische Öle

Die hochkonzentrierten, leicht flüchtigen Duftöle beeinflussen sowohl das körperliche als auch das seelische Wohlbefinden. Ätherische Öle können in Duftlampen, für Duftpotpourris oder als Zusatz zum Badewasser verwendet sowie unter Haut- und Haarpflegemittel gemischt werden. Da ihre Gewinnung durch Wasserdampfdestillation erfolgt, wird man nicht selbst zur Tat schreiten, sondern die kleinen Fläschchen mit dem duftenden Inhalt im Fachhandel kaufen. Es sollte auch hier unbedingt auf hochwertige Qualität geachtet werden.

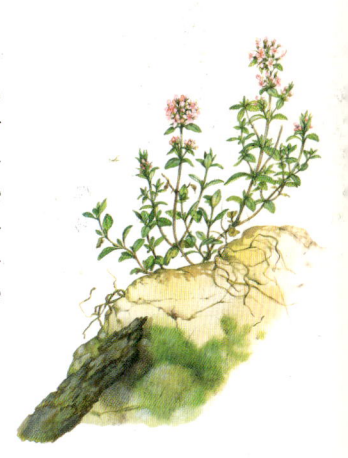

Quendel

Beifuß – mächtiges Zauberkraut

> „Beifuß mit Wein gesotten und den getrunken, fördert den Frauen ihre Zeit."
> *Adamus Lonicerus, „Kreuterbuch" (1679)*

> „Beifuß ist ein sonderlich Frauenkraut, auf den Nabel gelegt, hilft es in Kindsnöten."
> *Mittelalterlicher Spruch*

> „Wer Beifuß im Haus hat, dem kann der Teufel nichts anhaben."
> *Volksmund*

Der Beifuß *(Artemisia vulgaris)* galt wie die nahe verwandten Arten Wermut *(Artemisia absinthium)* und Eberraute *(Artemisia abrotanum)* in der Antike als frauenheilkundliches Wundermittel. Nicht umsonst sind alle drei Kräuter nach der griechischen Mondgöttin Artemis benannt, der Beschützerin der Frauen, Göttin der Fruchtbarkeit und der Geburt und Schutzherrin der Heilkräuterkundigen. Zudem war die silbergrau belaubte, leicht nach Kampfer duftende Pflanze durch alle Zeiten hindurch ein mächtiges Zaubermittel, ob als Aphrodisiakum, zur Teufelsbannung oder als Gürtelkraut (siehe Seite 20).

Alle drei genannten Arten sind reich an Bitterstoffen und zeigen ähnliche Wirkungen. Jedoch gilt der Beifuß als milder im Geschmack und im Gegensatz zu Wermut und Eberraute bei sachgemäßer Anwendung als unbedenklich. Beifuß hilft bei Erkrankungen der Unterleibsorgane, fördert die Menstruation, lindert durch die Anregung des Blutflusses auch Schmerzen während der Periode und kann den Zyklus während der Pubertät regulieren. In der Volksmedizin setzt man diese Pflanze auch zur Stimulierung der Geburtswehen ein, was jedoch ausschließlich nach ärztlicher Absprache erfolgen sollte.

Anwendung als Frauenheilmittel: Als Tee bei Menstruationsschmerzen, bei ausbleibender Regel, bei Blasenkatarrh.

Anwendung als allgemeines Heilmittel: Als Tee bei Magenverstimmung, bei Verdauungsbeschwerden, zur Appetitanregung und zur besseren Verdauung fetter Speisen.

ACHTUNG: Nicht anwenden während der Schwangerschaft, nicht kurmäßig anwenden.

Eisenkraut – stählt das Nervenkostüm

Das Eisenkraut *(Verbena officinalis)* hat als Zauber- und Heilkraut zu allen Zeiten große Verehrung erfahren. Im alten Ägypten war es Isis, der Göttin der Geburt, und im antiken Rom Venus, der Göttin der Liebe, geweiht. Die unscheinbare Pflanze regt die Kontraktion der Gebärmutter an, was man seit Hunderten von Jahren in der chinesischen Kräutermedizin nutzt. Neben der nervenberuhigenden und allgemein entspannenden Wirkung soll Eisenkraut nach dem Glauben vieler Kulturen auch Liebesgelüste wecken und die Empfängnisbereitschaft begünstigen. Alte Namen wie Träne der Isis, Venusader, Junoträne, Kraut der Gnade belegen die Bedeutung der Pflanze als bewährtes Frauenkraut.

„Im Liebeszauber hilft es viel, daß dir die Frauen werden hold."
Vergil

Auch für die weibliche Schönheit hat das Eisenkraut etwas zu bieten. In einem der ersten kommerziell angebotenen Haarwässer griff man Mitte des letzten Jahrhunderts auf seine den Haarwuchs fördernden und die Haarstruktur stärkenden Eigenschaften zurück.

Anwendung als Frauenheilmittel: Regelmäßig als Tee getrunken zur Zyklusregulierung, bei Menstruationsbeschwerden, zur Anregung des Milchflusses während der Stillzeit.
Anwendung als allgemeines Heilmittel: Als Tee zur Fiebersenkung, bei Kopfschmerzen und Migräne, bei Magenbeschwerden und Durchfall; als Umschlag oder Lotion bei oberflächlichen Wunden und Insektenstichen.
Anwendung als Pflegemittel: Als Lotion bei gereizter, geröteter Haut, als Spülung zur Kräftigung der Haare.
Anwendung zum Wohlfühlen: Als Tee für einen erholsamen Schlaf.
ACHTUNG: Nicht anwenden während der Schwangerschaft.

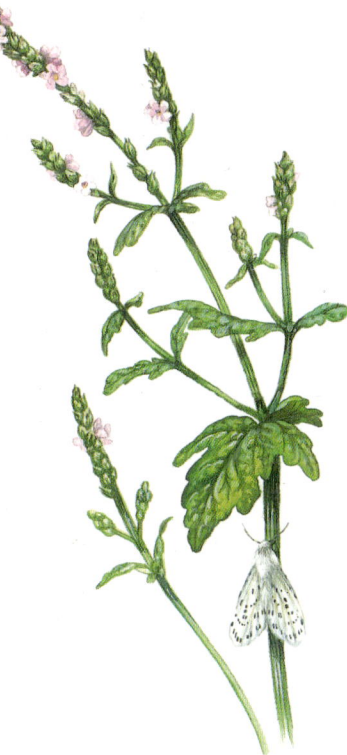

Fenchel – Segen der Mütter

> „Den Frauen, so Kinder säugen, ist gar gut, daß sie Fenchel essen, denn er vermehret die Milch."
> *Adamus Lonicerus, „Kreuterbuch" (1679)*

Der Fenchel *(Foeniculum vulgare)* zählt zu den ältesten Kulturpflanzen. Seit den alten Ägyptern kennt man seine verdauungsfördernden und magenstärkenden Eigenschaften, ebenso sein Vermögen, den Milchfluß anzuregen. Müttern ist das zart gefiederte Gewächs gleich in mehrfacher Hinsicht zugetan: Zum einen wirkt es besänftigend und ausgleichend auf Körper und Geist, verhilft also zu einer gewissen Gelassenheit und Stärke bei der Bewältigung der mütterlichen Aufgaben. Zum anderen kurbelt Fenchel nicht nur die Milchdrüsensekretion an, sondern beim Stillen gehen die Inhaltsstoffe der Pflanze mit der Milch in den kindlichen Organismus über, beugen schmerzhaften Blähungen vor und sorgen für Wohlbehagen. Kaum eine Mutter hat wohl bei der Säuglingspflege auf Fencheltee verzichten können.

Frauenfenchel nennt man das Kraut aber auch deshalb, weil es hormonähnliche Substanzen enthält, die den weiblichen Zyklus harmonisieren und Menstruationsschmerzen lindern. Ob der Fenchel allerdings die Kraft hat, Frauen die schlanke Linie zu erhalten, wie es die Römerinnen der Antike behaupteten, sei dahingestellt.

Anwendung als Frauenheilmittel: Als Tee zur Zyklusregulierung, bei schmerzhafter Periode, zur Förderung des Milchflusses in der Stillzeit.

Anwendung als allgemeines Heilmittel: Als Tee bei Husten, bei Magen-Darm-Beschwerden und Blähungen; zerdrückte Samen bei Zahnschmerzen.

Anwendung als Pflegemittel: Als Gesichtsdampfbad oder Lotion bei fettiger, unreiner und reifer Haut sowie zur Tiefenreinigung; als Teekompresse bei entzündeten, gereizten und müden Augen; als Salbe oder Öl zur Bruststraffung.

Anwendung zum Wohlfühlen: Als entspannender Badezusatz; als ausgleichend und beruhigend wirkendes Duftöl.

Frauenmantel – das Allerfrauenheil

Der Frauenmantel *(Alchemilla xanthochlora)* ist nicht allein vom Namen her das Frauenkraut par excellence. Seine samtigen Blätter in unvergleichlichem Grün, auf denen im Morgenlicht Wasserperlen glitzern, wurden bei den Altvorderen als Abbild des Umhangs einer weiblichen Gottheit gesehen, etwa von Freyja, der germanischen Göttin der Fruchtbarkeit. Später übertrug man diese Symbolik auf die Jungfrau Maria. Das schlichte Gewächs gilt bis heute als eines der wirksamsten pflanzlichen Heilmittel bei Problemen in Zusammenhang mit den weiblichen Fortpflanzungsorganen. Es reguliert den Menstruationszyklus und lindert starke Blutungen wie auch Schmerzen während der Periode, insbesondere in der Pubertät und den Wechseljahren.

Daneben schrieb man dem Frauenmantel wundersame Wirkung zu, vor allem den magisch funkelnden Wassertropfen, die übrigens von den Blättern selbst ausgeschieden werden. Dieses Guttationswasser gab man im Mittelalter dem Badewasser zu, was angeblich zu ewiger Jugend verhelfen sollte. Noch heute nimmt man das Kraut auch für kosmetische Zwecke.

Das Silbermäntelchen *(Alchemilla alpina)*, **eine eng verwandte Art aus den europäischen Gebirgen, gilt als mindestens ebenso heilkräftig wie der Frauenmantel.**

Anwendung als allgemeines Heilmittel:
Regelmäßig als Tee getrunken zur Zyklusregulierung, bei Menstruationsschmerzen, bei ausbleibender Menstruation, bei Wechseljahrsbeschwerden wie übermäßige Blutungen, zur Vorbereitung auf die Geburt, nach einer Entbindung oder nach Eingriffen in die Gebärmutter; als Spülung bei Ausfluß und Reizungen der Scheidenschleimhaut.
Anwendung als allgemeines Heilmittel: Als Tee bei Verdauungsstörungen; als Umschlag bei Wunden und Geschwüren.
Anwendung als Pflegemittel: Als Gesichtsdampfbad bei unreiner, trockener und großporiger Haut sowie zur Aufhellung von Sommersprossen; als Teekompresse bei gereizten, übermüdeten Augen; als Umschlag zur Straffung der Brust, auch nach einer Geburt.

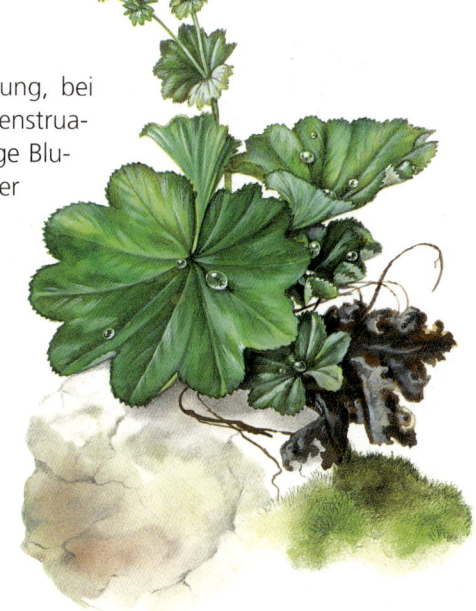

Johanniskraut – Sonnenbalsam für die Seele

Altes Liebesorakel: Am Johannistag füllt man eine Handvoll frischer Blütenknospen des Johanniskrauts in ein Leinenbeutelchen. Während man den Beutel kräftig drückt, spricht man die Worte: „Ist mein Schatz mir gut, kommt rotes Blut. Ist er mir gram, gibt's nur Scham (Schaum)."

Dem Johanniskraut *(Hypericum perforatum)* wird seit Jahrtausenden hohe Ehrerbietung zuteil. Es blüht zur Zeit des höchsten Sonnenstands, trägt sonnengelben Blütenflor und enthält zudem ein feurigrotes Öl – wahrhaft ein Abbild der Mutter Sonne. Das Lichtgestirn hat die Macht, Leben zu spenden, Wärme zu schenken, Gesundheit zu bewahren. Ebenso vermag dies das Johanniskraut, da es die Sonnenenergie in sich zu speichern weiß. Ähnlich wie ein Sonnenbad wirkt die Pflanze erhellend und durchwärmend auf Körper und Psyche.

Vielfältig sind die wohltuenden Eigenschaften des alten Zaubermittels Jageteufel, das alles Böse in die Flucht schlägt. Besonderer Wert kommt seiner stimmungsaufhellenden, sogar leicht euphorisierenden Wirkung zu. In den Wechseljahren, aber auch bei jüngeren Frauen, setzt man das altbewährte Frauenkraut ein, um das Nervenkostüm zu stärken, Spannungen und Ängste zu lösen, hohen Blutdruck zu senken und die Gebärmutter zu kräftigen.

Anwendung als Frauenheilmittel: Regelmäßig als Tee getrunken zur Zyklusregulierung und bei Menstruationsschmerzen, beim prämenstruellen Syndrom (PMS), bei Wechseljahrsbeschwerden.

Anwendung als allgemeines Heilmittel: Als Tee gegen Nervenschmerzen und Kopfschmerzen, zur Gemütsaufhellung, zur Nervenstärkung, zur Schleimlösung bei Husten, zur Entwässerung und Entgiftung; als Öl bei Rheuma und Hexenschuß, bei Blutergüssen und Verstauchungen, zur Wundheilung, bei Lippenherpes.

ACHTUNG: Anwendung erhöht die Lichtempfindlichkeit der Haut.

Kamille – heilkräftige Blumennymphe

Die Kamille *(Chamomilla recutita)* mit ihrer schlichten Erscheinung verbindet man seit jeher mit Jungfrauen. Ergeben senkt die Kamille ihre unschuldsweißen Blütenblätter darnieder wie keusche Mädchen ihren Blick, doch hinter dieser Demutshaltung verbergen sich geheimnisvolle Talente. So soll die genügsame Pflanze über besondere magische Fähigkeiten verfügen. Sie schenkt ein Gefühl des Wohlbehagens und der Geborgenheit, und mit ihrer Hilfe kann, wer daran glaubt, zarte Liebesbande knüpfen.

Die auch Mägde- oder Mutterkraut genannte Kamille entfaltet entspannende und krampflösende Eigenschaften, die gerade zur Linderung verschiedenster weiblicher Beschwerden wie Schmerzen während der Periode oder bei der Entbindung geschätzt werden. Insbesondere ihre entzündungshemmende Wirkung ist allgemein bekannt: Eine Tasse Kamillentee oder ein Kamillenwickel schafft rasche Abhilfe bei Erkältungen, Magenverstimmung, Kopfschmerzen und vielerlei anderen Gesundheitsproblemen.

Anwendung als Frauenheilmittel: Als Tee bei Menstruationsbeschwerden wie Unterleibskrämpfen, Kopfschmerzen und Verspannungen, gegen Übelkeit und Brechreiz während der Schwangerschaft, zur Linderung von Wehenschmerzen, bei Wechseljahrsbeschwerden; als Spülung oder Sitzbad bei Entzündungen und bei Pilzinfektionen der Scheide.
Anwendung als allgemeines Heilmittel: Als Tee gegen leichte Schmerzen aller Art, bei Erkältungen, bei Magen-Darm-Beschwerden und Blähungen, bei Blasenreizungen; als Dampfinhalation bei Schnupfen, Husten und grippalen Infekten, bei Heuschnupfen und Asthma; als Umschlag, Kompresse oder Salbe bei Wunden, Verbrennungen, Hautentzündungen.
Anwendung als Pflegemittel: Als Gesichtsdampfbad und Lotion bei trockener, gereizter, geröteter und empfindlicher Haut sowie nach ausgiebigem Sonnenbad; als Salbe zur Brustpflege in der Stillzeit; als Spülung für blonde Haare und gegen Schuppen.
Anwendung zum Wohlfühlen: Als entspannender Badezusatz; als beruhigendes, entkrampfendes, stimmungsaufhellendes Duftöl.
ACHTUNG: Tee nicht zum Dauergebrauch geeignet.

> „Die Kraft, das Weh im Leib zu stillen, verlieh der Schöpfer den Kamillen."
> *Karl Heinrich Waggerl, Salzburg, 1950*

Die Römische oder Badekamille *(Chamaemelum nobile)* **verfügt über ähnliche Eigenschaften, bevorzugt wendet man sie als entspannenden Badezusatz oder als Duftöl an. Diese Pflanze gilt jedoch potentiell als Kontaktallergen, empfindlichen Personen ist Vorsicht anzuraten.**

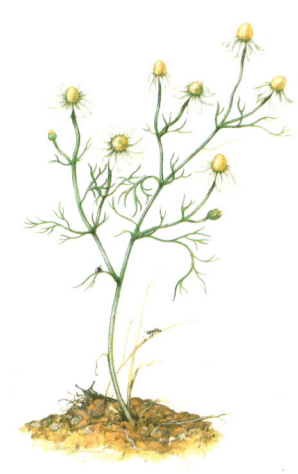

Lavendel – blaue Blüten für blaue Stunden

Der Lavendel *(Lavandula angustifolia)* ist ein wunderbarer Seelentröster. Mit dem intensiven Duft seiner blauen Blüten schenkt er der Psyche Harmonie, besänftigt allzu aufschäumende Emotionen und regt den müden Geist behutsam an. Das Nervenkraut gilt seit jeher mächtigen Zauberinnen wie etwa der Circe zugetan. In der Tat scheint es ein wahrhaft magisches Kraut zu sein, denn seine Pflanzenkraft balanciert die gegensätzlichsten Gefühle wohltuend aus.

Seit der Antike wird Lavendel zur Reinigung und Parfümierung verwendet. Ein Lavendelbad sorgt nicht nur für Entspannung und für Erfrischung, es wirkt gleichzeitig desodorierend und sogar keimtötend. Darüber hinaus soll Lavendelduft zarte Liebe anfachen, aber auch Liebeskummer vertreiben.

> „Was Rosmarin für den Geist, ist Lavendel für die Seele."
> *Volksmund*

Anwendung als Frauenheilmittel: Als Tee, Badezusatz oder Kompresse bei Beschwerden vor oder während der Menstruation wie Kopfschmerzen, Nervosität oder Spannungsschmerzen; als Badezusatz oder Kompresse bei Migräne; als Badezusatz bei typischen Wechseljahrsbeschwerden wie Herzklopfen, Schlaflosigkeit und Hitzewallungen.

Anwendung als allgemeines Heilmittel: Als Tee bei Magen-Darm-Beschwerden, bei nervöser Unruhe und Streß, bei Einschlafstörungen; als Badezusatz bei Kreislaufproblemen wie zu niedrigem oder zu hohem Blutdruck; als Tinktur bei rheumatischen Beschwerden.

Anwendung als Pflegemittel: Als Gesichtsdampfbad für alle Hauttypen, vor allem bei trockener, unreiner und empfindlicher Haut; als Lotion bei Akne, für reife Haut, bei Cellulitis; als Spülung für schnell fettende Haare, gegen Schuppen und bei Haarausfall.

Anwendung zum Wohlfühlen: Als beruhigender, entspannender und desodorierender Badezusatz; als beruhigendes, erfrischendes Duftöl, auch zur Luftreinigung; als Potpourri oder Pomander zur Insektenabwehr oder zwischen der Wäsche.

ACHTUNG: Lavendelöl nicht in höheren Dosen innerlich anwenden. Bei empfindlichen Personen kann Lavendel gelegentlich Hautreizungen verursachen.

Melisse – Balsam für die Seele

Die Melisse *(Melissa officinalis)*, wegen ihres frisch-würzigen Zitrusdufts oft Zitronenmelisse genannt, gilt seit der Antike als typisches Frauenkraut. Man verwendete die der römischen Jagdgöttin Diana (griechisch Artemis) geweihte Pflanze als Aphrodisiakum und stellte Liebestränke daraus her. Ihr anmutiges Aroma schmeichelt Nase und Gaumen, das ätherische Öl in den zart behaarten Blättern regt den Geist an und beruhigt die Nerven. Volksnamen wie Frauenwohl, Muttertee und Mutterkraut weisen deutlich auf die Verwendung der Melisse als Frauenheilkraut hin. Melisse hilft bei Menstruationsstörungen, erleichtert Beschwerden in den Wechseljahren, lindert Kopfschmerzen und wirkt bei allerlei anderen Unpäßlichkeiten. Besonders bemerkenswert ist die Fähigkeit des Krauts, trübe Stimmung und Schwermut zu vertreiben, also die Psyche mild aufzuhellen.

Anfang des 17. Jahrhunderts wurde vom Karmeliterinnenkloster in Nürnberg das sogenannte Karmeliterwasser, ein alkoholisches Destillat der Melisse, als Universalmittel gegen eine Reihe von Alltagsbeschwerden verbreitet. Als Melissengeist hat dieses Präparat noch heute seinen Stammplatz in vielen Hausapotheken. Ihre wohltuenden Eigenschaften entfaltet die Melisse aber auch in Kräuterteemischungen und als feines Gewürz in der Küche.

„Zitronenmelisse, jeden Morgen eingenommen, erneuert die Jugend, kräftigt das Gehirn und belebt Dahinsiechende."
„London Dispensary" *(1696)*

„Aus diesem Kraut den Frauen Bäder gemacht, bringt ihnen ihre Zeit."
Adamus Lonicerus, „Kreuterbuch" *(1679)*

Anwendung als Frauenheilmittel: Regelmäßig als Tee getrunken zur Zyklusregulierung, bei Menstruationsschmerzen, bei Wechseljahrsbeschwerden wie Hitzewallungen, Herzklopfen und Depression; als Tee, Zusatz für ein Sitzbad oder Duftöl zur Entspannung und Stärkung während der Geburtswehen, gegen Wochenbettdepression.

Anwendung als allgemeines Heilmittel: Als Tee bei Kopfschmerzen, bei Übelkeit, Erbrechen, Blähungen und streßbedingten Verdauungsstörungen, bei Erkältung, Husten und Bronchitis, bei nervösen Herzbeschwerden; als Salbe bei Lippenherpes.

Anwendung als Pflegemittel: Als Gesichtsdampfbad bei fettiger, unreiner und empfindlicher Haut; als Spülung für fettige Haare und gegen Schuppen.

Anwendung zum Wohlfühlen: Als anregender Badezusatz; als erfrischendes, antidepressiv wirkendes Duftöl.

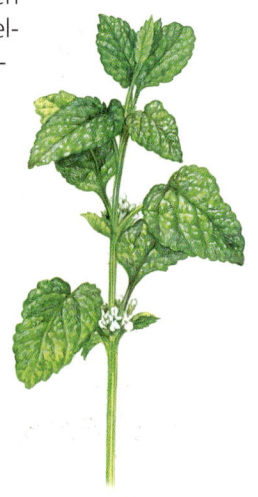

Pfefferminze – voll kühler Energie

"Wenn aber einer die Kräfte und Arten und Namen der Minze samt und sonders zu nennen vermöchte, so müßte er auch wissen, wie viele Fische im Roten Meer wohl schwimmen..."
Wahlafried Strabo, 9. Jh.

Die Pfefferminze (Mentha x piperita) nannte man früher auch Frauenminze. Das erfrischend duftende Kraut soll aus dem Leib der schönen Nymphe Mentha hervorgegangen sein, die ein tragisches Opfer der Eifersucht wurde und in Gestalt einer wohlriechenden Pflanze für immer an hingebungsvolle Liebe erinnern soll. Bis heute schenkt die Pfefferminze den Frauen körperliche und seelische Stärkung, denn sie wirkt wohltuend bei schmerzhafter Periode und morgendlicher Übelkeit in der Schwangerschaft sowie belebend bei Abgespanntheit.

Ihre äußerlich kühlenden, innerlich aber wärmenden Eigenschaften, gepaart mit kraftvollem Aroma und Geschmack, machen die Pfefferminze zu einem vielseitigen, allseits beliebten Heilmittel. Die Liste der Beschwerden, die sich mit dem Kraut lindern lassen, ist lang. Insbesondere bei Erkältungen und Magenbeschwerden, aber auch bei verschiedenen Schmerzzuständen hat sich die Pfefferminze ausgezeichnet bewährt.

Anwendung als Frauenheilmittel: Als Tee bei Menstruationsschmerzen, bei morgendlicher Übelkeit in der Schwangerschaft.

Anwendung als allgemeines Heilmittel: Als Tee bei Magenverstimmungen, bei Übelkeit und Erbrechen, bei Blähungen, bei Erkältungskrankheiten; als Dampfinhalation bei Entzündungen der oberen Atemwege; als Öl oder Lotion zur Einreibung entzündeter Gelenke.

Anwendung als Pflegemittel: Als Lotion oder Gesichtsmaske bei müder und unreiner Haut; als Spülung für schnell fettende Haare, als Mundwasser.

Anwendung zum Wohlfühlen: Als belebender Zusatz für ein Fußbad; als erfrischendes und die Konzentration förderndes Duftöl.

ACHTUNG: Pfefferminztee sollte man als Heilmittel gezielt einsetzen, von einem Dauergebrauch ist abzuraten.

Ringelblume – goldene Wonne

Die Ringelblume *(Calendula officinalis)*, mit ihren strahlenden Blütenkörben ein echtes Sonnenkraut, wärmt und erheitert schon durch ihren Anblick. Die alten Ägypter waren überzeugt, daß die lichtdurchtränkte Pflanze zu ewiger Jugend verhelfe, im antiken Griechenland vergoldete man mit ihren Blüten Speisen. Als Orakelblume – „Er liebt mich, von Herzen..." – wird sie bis heute befragt, als Liebeszauber war sie lange Zeit begehrt.

Mittelalterliche Ärzte sagten der Ringelblume nach, sie sei ein Mittel zur Abtreibung. Ihr strenger Geruch reize zum Niesen, woraufsich die Leibesfrucht löse. Tatsächlich lassen sich mit Ringelblumenpräparaten während einer Entbindung die Kontraktionen der Gebärmutter und das Abstoßen des Mutterkuchens fördern. Hormonähnliche Substanzen unter den Inhaltsstoffen wirken ausgleichend auf den weiblichen Organismus, insbesondere während der Wechseljahre. Bevorzugt wendet man das Gewächs jedoch wegen seiner keimtötenden sowie entzündungshemmenden Eigenschaften als Wundheilmittel an.

> „Die Frantzosen backen es auch in Eierkuchen und gebens den Weibern zu essen, welchen die monatliche Zeit zu viel oder zu wenig fließen."
> *Jacobus Theodorus Tabernaemontanus, 1731*

Anwendung als Frauenheilmittel: Regelmäßig als Tee getrunken zur Zyklusregulierung, bei krampfartigen Menstruationsschmerzen, zur Linderung schmerzhafter Brustschwellungen beim prämenstruellen Syndrom (PMS), bei Wechseljahresbeschwerden; als Sitzbad oder Spülung bei Infektionen der Scheide, zur Heilung von Wunden im Genitalbereich.
Anwendung als allgemeines Heilmittel: Als Tee oder Salbe bei Entzündungen der Haut, bei Sonnenbrand, bei schlecht heilenden Wunden und Verstauchungen.
Anwendung als Pflegemittel: Als Gesichtsdampfbad oder Lotion bei unreiner, rissiger, entzündeter Haut, bei Akne; als Salbe zur Handpflege; als Salbe oder Kompresse zur Brustpflege beim Stillen; als Teekompresse bei gereizten und müden Augen; als Spülung für glanzlose und fettige Haare, zur Farbauffrischung für blonde und rote Haare.
Anwendung zum Wohlfühlen: Als wohltuender Badezusatz; als stimmungsaufhellende Teebeigabe.
ACHTUNG: Nicht innerlich anwenden während der Schwangerschaft.

Rose – Duft der Venus

„Frauen knospen, erblühen und reifen, aber sie können auch wehtun: Röslein sprach, ich steche Dich."
Volksmund

„Rose so schön, Rose so mild, Reizender Maid liebliches Bild."
Ernst Hubert: „Blumen-Deutung" (Bonn 1829)

„Märchenartig grüßen Rosen, Und sie glühn wie Liebesboten."
Aus „Donna Clara" von Heinrich Heine

Die Rose *(Rosa*-Arten*)* verkörpert das Weibliche wie kaum ein anderes Gewächs. Ihre Faszination liegt in den anmutigen Blüten, im sinnlichen Duft, in den üppig gerundeten Früchten, zugleich aber auch in ihrer stachligen Abwehr. Seit alters begleitet die auffällige Schönheit unter den Pflanzen die Frauen, stets war sie den Göttinnen der Liebe zugeordnet. Nicht nur bei den Germanen umfriedeten Hecken aus Wildrosen, etwa der Hundsrose *(Rosa canina)*, die Wohnstätten. Angesichts des rätselhaften Mysteriums der freien Natur fühlte man sich innerhalb des der Muttergöttin Freyja geweihten Rosenhags geborgen. Nur einzelne Frauen, die Hagezussen, überschritten die Grenze der Rosenhecke und erfuhren die Geheimnisse der Pflanzenwelt. Die weisen Kräuterfrauen sahen in den Rosen die Brücke zu Mutter Erde, das Band zu den Kräften der Pflanzen.

Blüten, Blätter und Früchte der Rose finden in vielfältiger Weise Verwendung. Hauptsächlich genutzt werden die Zentifolie *(Rosa centifolia)*, die Damaszenerrose *(Rosa x damascena)*, die Essigrose *(Rosa gallica)* und die Hundsrose *(Rosa canina)*. Sie wirken sanft ausgleichend und harmonisierend, bringen Körper und Seele ins Gleichgewicht. Die Blumen der Aphrodite steigern die Libido, beeinflussen die weiblichen Fortpflanzungsorgane positiv und entfalten auch kosmetisch wohltuende Eigenschaften.

Anwendung als Frauenheilmittel: Als Tee aus den Blü-tenblättern zur Zyklusregulierung und zur Steigerung der Fruchtbarkeit (regelmäßig über einen längeren Zeitraum getrunken), bei übermäßigen Blutungen und bei starken Schmerzen während der Menstruation (bei Bedarf getrunken).

Anwendung als allgemeines Heilmittel: Als Tee aus den Laubblättern bei Leber- und Gallenbeschwerden, als Tee aus den Früchten bei fiebriger Erkältung, bei Verstopfung; als verdünntes Öl bei Lippenbläschen und Ekzemen.

Anwendung als Pflegemittel: Als Gesichtsdampfbad oder Lotion vor allem bei trockener, gereizter Haut.

Anwendung zum Wohlfühlen: Als entspannender Badezusatz, in Potpourris, als Duftöl mit stimmungshebender Wirkung; Rosenwasser oder -öl in Duftwässern und zum Backen.

Rosmarin – Geschenk der Aphrodite

Der Rosmarin *(Rosmarinus officinalis)* wurde der Sage nach den Menschen von Aphrodite geschenkt. Seit alters gilt die Pflanze als Zaubermittel für Liebe und Treue, der ihr entströmende Duft stärkt bewiesenermaßen das Gedächtnis und fördert die Konzentration. Im Öl dieses wärmeliebenden Strauchs befindet sich gebündelte Sonnenenergie, die das Herz öffnet und den Geist aufrichtet. Frauen verlassen sich seit vielen Jahrhunderten auf das Riechkräutlein, das sich zur Reinigung der Luft ebenso eignet wie als Antidepressivum. Außerdem gilt Rosmarin als zuverlässiges Aphrodisiakum.

Ganz allgemein wird das Kraut als altbewährtes Kreislauftonikum vor allem bei einem zu niedrigen Blutdruck und bei allgemeinen Schwächezuständen geschätzt. Kaum ein Frauentee kommt ohne Beigabe von Rosmarin aus, denn er erwärmt den Unterleib, regt die Keimdrüsen an und fördert die Menstruation. Zudem unterstützt Rosmarin die Rekonvaleszenz, zum Beispiel nach einer Entbindung.

„Rieche oft daran und er wird dich jung erhalten."
Banck's Kräuterbuch (1525)

„Der Brautkranz gewunden aus Rosmarin erhält die Liebe ewig grün."
Volksmund

Anwendung als Frauenheilmittel: Als Tee oder Badezusatz bei Menstruationsschmerzen und Unterleibskrämpfen, bei Abgeschlagenheit, bei Wechseljahrsbeschwerden, zur Förderung der Wehen.
Anwendung als allgemeines Heilmittel: Als Tee gegen Magen-Darm-Beschwerden, Völlegefühl und Blähungen, bei Kopfschmerzen und Migräne; als Badezusatz bei Herz- und Kreislaufschwäche, bei nervöser Erschöpfung und zur Stärkung nach Krankheiten; als Tinktur für durchblutungsfördernde Einreibungen.
Anwendung als Pflegemittel: Als Gesichtsdampfbad oder Lotion bei fettiger, unreiner Haut; als Spülung für dunkle Haare, gegen Haarausfall.
Anwendung zum Wohlfühlen: Als anregender, belebender Badezusatz; als aufrichtendes und bewußtseinstärkendes Duftöl.
ACHTUNG: Nicht anwenden während der Schwangerschaft. Ätherisches Öl nicht innerlich anwenden. Ein Vollbad mit Rosmarin nicht abends nehmen.

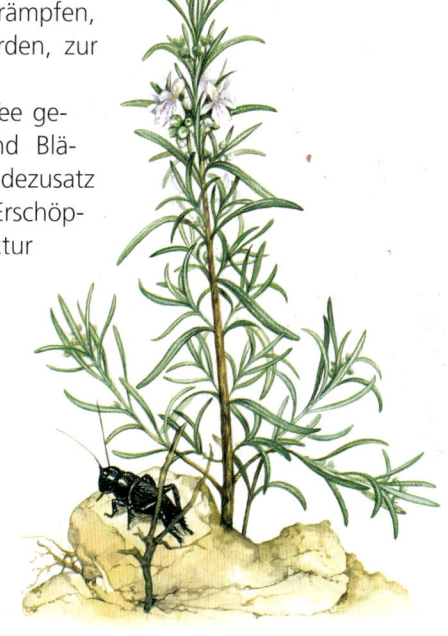

Salbei – Heil der Welt

„Cui moriatur homo, cui Salvia crescit in horto?" (Warum soll der Mensch sterben, wenn Salbei im Garten wächst?)
Medizinischer Merkspruch der Schola salernita um 1330

„Wer ewig leben will, der esse Salbei im Mai."
Englische Volksweisheit

Der Salbei *(Salvia officinalis)* trägt seinen Namen nach dem lateinischen „salvere" – gesund sein, sich wohlbefinden. Die silbergrauen Blätter des Strauchs werden seit alten Zeiten wegen ihrer heilenden und verjüngenden Kräfte gerühmt. Salbei, Ambrosia der Götter, verhalf zu einer glücklichen Geburt und begleitete den Menschen sein ganzes Leben lang als Bewahrer der Gesundheit.

Den Frauen bietet der Salbei besonderen Beistand, wegen seiner hormonähnlichen Inhaltsstoffe übt er einen stimulierenden wie regulierenden Einfluß auf die weiblichen Fortpflanzungsorgane aus. Er ist ein echtes Frauenkraut für alle Lebensabschnitte – von der Pubertät bis ins Alter lassen sich die wunderbaren Energien des Salbeis heilbringend nutzen.

Anwendung als Frauenheilmittel: Regelmäßig als Tee getrunken zur Zyklusregulierung und zur Steigerung der Fruchtbarkeit, zum Ende der Stillzeit zur Verringerung der Milchproduktion; als Tee oder Badezusatz bei Wechseljahrsbeschwerden wie Hitzewallungen und Nachtschweiß, bei Menstruationskrämpfen.

Anwendung als allgemeines Heilmittel: Als Tee bei Magen-Darm-Beschwerden und Durchfall; als Tee oder Dampfinhalation bei Infektionen der oberen Atemwege; als Spülung und zum Gurgeln bei Entzündungen des Zahnfleischs, im Mund und Rachen.

Anwendung als Pflegemittel: Als Gesichtsdampfbad oder Lotion bei großporiger, unreiner Haut; als Spülung für schnell fettende, graue und dunkle Haare, als Mundwasser.

Anwendung zum Wohlfühlen: Als entspannender, desodorierender Badezusatz; als nervenstärkendes, ausgleichendes Duftöl.

ACHTUNG: Nicht anwenden während der Schwangerschaft und Stillzeit.

Schafgarbe – Stärkung für die Nerven

Die Schafgarbe *(Achillea millefolium)* hilft, vielerlei Beschwerden zu lindern, daher auch ihr alter Name Heil der Welt. Ihre zarten, feingefiederten Blätter, Symbole für die Brauen der Göttin Venus, wurden in der Antike für Liebeszauber eingesetzt. Seit jeher schätzt man die wundheilenden und entzündungshemmenden Eigenschaften der schlichten Wiesenblume mit dem herb-würzigen Duft.

Als Frauenkraut dient die Schafgarbe seit alters zur Regulierung des Monatszyklus, was auf hormonähnliche Inhaltsstoffe zurückzuführen ist. Wegen der zusammenziehenden, blutstillenden Wirkung lassen sich mit dem „Bauchwehkraut" übermäßige Periodenblutungen mildern, gleichzeitig bringen krampflösende Bestandteile Abhilfe bei Verspannungen und Krämpfen.

Die nach dem griechischen Helden Achill benannte Pflanze übt einen beruhigenden, ausgleichenden Einfluß auf das Nervensystem aus. Sie stärkt ein Kämpferherz und gibt Kraft in den Übergangszeiten des Lebens, also etwa während der Wechseljahre.

> „Schafgarb im Leib tut wohl jedem Weib."
> *Volksmund*

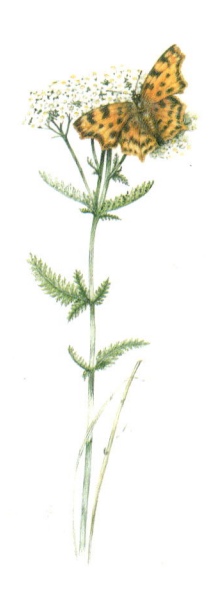

Anwendung als Frauenheilmittel: Regelmäßig als Tee getrunken zur Zyklusregulierung; als Tee oder Badezusatz bei starken Menstruationsblutungen und -schmerzen, beim prämenstruellen Syndrom (PMS), bei Wechseljahrsbeschwerden.
Anwendung als allgemeines Heilmittel: Als Tee bei nervösen Verdauungsbeschwerden und Blähungen, zur Senkung von Fieber, bei Erkältungskrankheiten; als Umschlag bei oberflächlichen äußerlichen Verletzungen.
Anwendung als Pflegemittel: Als Gesichtsdampfbad oder Teekompresse bei geröteter, unreiner und fettiger Haut, auch bei Akne; als Spülung zur Kräftigung der Haare und gegen Schuppen.
Anwendung zum Wohlfühlen: Als entspannender Badezusatz; frisch in Salaten zur Frühjahrskur; als ausgleichendes, nervenstärkendes Duftöl.
ACHTUNG: Nicht anwenden bei allergischer Reaktion auf Korbblütler (Kompositenallergie, Wiesendermatitis) sowie während der Schwangerschaft. Bei Personen mit empfindlicher Haut kann häufiger Gebrauch von Schafgarbe die Lichtempfindlichkeit der Haut erhöhen und direkte Sonneneinstrahlung zu Hautreizungen führen.

REGISTER

Abtreibungsmittel 12, 29, 64, 119
Akne 75
Allergie 96
Aphrodisiakum 12, 16, 47, 48, 49, 57, 93, 110, 117, 121
Aphrodite 12, 121
Aristoteles 30
Artemis 12, 28, 110, 117
ätherische Öle 10, 44, 86, 108
Aufguß 102, 103
Augenpflege 76
Ausfluß 69

Bäder, rituelle 44
Badesäckchen 108
Badezusätze 44, 83, 84, 93, 108
Blasenentzündung 69
Blutdruck, niedriger 69
Bock, Hieronymus 35
Bona Dea 14
Brigit 13, 14
Brunfels, Otto 35
Brustentzündung 68

Cellulitis 73
Ceres 12
Chakren 24
Circe 28, 116

Dammheilung 68
Demeter 12
Depression 61, 69
Desinfektion 44, 45, 55
Diana 12, 117
Dioskurides 30
Duftkräuter 45, 56
Duftöle 86, 93
Duftwasser 89

Eisenmangel 66
Empfängnisverhütung 49

Färberkräuter 43, 44
Fehlgeburt 47, 65
Flora 13
Freyja 13, 15, 16, 17, 113, 120
Fruchtbarkeit 46-49, 64, 65
Fruchtbarkeitsriten 20

Galen 30
Geburt 48, 67, 68
Gesichtsdampfbad 75, 104, 109
Gesichtsmaske 75, 107, 108
Gesichtspflege 73-76
Gesichtsspray 85
Gesichtswasser 74, 75
Gewürzkräuter 41-43, 55, 91
Giftpflanzen 12, 18, 49, 95, 96

Große Göttin 10, 13, 19, 20, 29
Große Mutter 10, 11, 12, 19
Gürtelkräuter 20, 47

Haarpflege 78-81
Haarspülung 79, 80
Haarwasser 81
Handcreme 77
Handpflege 77
Hekate 12, 15, 18
Helena 30
Hera 11, 12, 15
Hexen 17-19, 20, 29, 35
Hexenkräuter 17-19
Hildegard von Bingen 33, 42
Hippokrates 30
Hochzeit 16, 21, 57
Homöopathie 24
Hormonhaushalt 61, 65
Hygieia 14

Indianer 10, 37
Inhalation 104, 109
Initiationsriten 13, 44
Inquisition 35, 37
Ishtar 11
Isis 11, 12, 111

Johannisfeuer 20

Kahun-Papyrusrolle 30
Kaltauszug 103
Kopfschmerzen 61, 62, 69
Körperpflege 72, 73
Körperspray 84, 85
Kräuter
- anbauen 98
- anwenden 95
- aufbereiten 100
- aufbewahren 101
- dosieren 95
- ernten 96, 97
- kaufen 98
- konservieren 100
- reinigen 100
- sammeln 97, 98
- trocknen 100
- zubereiten 101-109
Kräuterapotheke 31
Kräuterbäder 108
Kräuterbowle 92
Kräuterbratlinge 43
Kräuterbücher 35, 42
Kräuterdekoration 92
Kräuteressenz 104
Kräuteressig 74
Kräuterfrauen 31, 33, 120
Kräuterkissen 88, 89

Kräuterkompresse 76, 107
Kräuterkur 90
Kräuterlotion 72, 73, 106
Kräuteröl 72, 76, 77, 85, 105
Kräuterpesto 91
Kräutersaft 104
Kräutersalbe 73, 76, 105
Kräutershampoo 78
Kräuterspülung 109
Kräutersud 108
Kräutertabak 46
Kräutertee 102-104
Kräutertinktur 104, 105, 108
Kräuterumschlag 77, 104, 107
Kräuterwein 91
Kräuterwickel 107
Küchenkräuter 54, 55
Kybele 12, 15

Liebeszauber 47, 93, 114, 121, 123
Lilit 28
Lippenpflege 76
Lonicerus, Adamus 35
Luftreinigung 55, 87

Magie 36
- schwarze 11, 17, 95
- weise 16, 17, 57, 95
Maibaum 20
Maibuschen 20
Maria 15, 16, 59, 113
Marienpflanzen 16
Massageöl 85
Matthiolus 35
Medea 28
Merit Ptah 29
Migräne 61, 69
Milchbildung 48, 67, 68
Mundwasser 81
Muttergöttinnen 11-14, 28
Mythen 28

Nagelpflege 77
Nanna 13
Naturwissenschaften 37
Nerthus 13
Nervosität 61

Palmbuschen 19
Paracelsus 35
Periode 61, 62-64
Persephone 12, 15
Pest 34
Pfingstmaien 20
Pflanzenheilkunde 23, 39
Pflanzennamen 28, 38, 53
Pharmazeutika 38

124

Polydamna 30
Pomander 88
Prämenstruelles Syndrom (PMS) 60, 61
Priesterinnen 13, 14, 29
Pythia 30

Räuchern 45, 57, 86
Reinigungslotion 74
Reinigungsmittel 46

Sagae 30
Sappho 50
Sauna 85
Schädlingsbekämpfung 45, 46
Scheidenentzündung 69
Schönheit 49, 50
Schwangerschaft 32, 48, 64-67, 96
Selene 12
Seuchen 32, 34
Sexualität 47, 49
Signaturenlehre 35
Sodbrennen 66
Sommersonnenwende 20, 47
Sommersprossen 75
Stimmungsschwankungen 61
Streukräuter 45
Syphilis 37

Tabernaemontanus 35
Taufe 21, 57
Terra Mater 12
Theophrast 30
Theriak 32
Treben, Maria 39
Trotula 32

Venus 16, 111, 120, 123
Verspannungen 67
Verstopfung 67

Walpurgisnacht 20
Wasseransammlungen 61
Wechseljahre 68
Wehen 48, 67
Weihbüschel 21
Withering, William 38
Wochenbett 68

Zahnpflege 81
Zauberkräuter 12, 17-19, 28
Zyklusbeschwerden 60-64

Deutsche Pflanzennamen

Akelei 16
Andorn 17

Angelika 32, 42
Arnika 21

Baldrian 25, 32, 49
Bärlauch 90
Bärwurz 48
Basilikum 43
Beifuß 12, 20, 28, 38, 47, 53, 86, 91, 110
Bibernelle 32
Bilsenkraut 12, 18
Birke 10, 20
Blaue Lotosblume 26
Boretsch 91
Brachdistel 46
Brennessel 43, 90, 104
Brunnenkresse 90

Dill 42, 91
Dost 17
Duftpelargonien 91
Duftveilchen 91

Echtes Labkraut 17, 44, 48
Eibisch 91
Eisenhut 12
Eisenkraut 12, 20, 47, 96, 111
Erdbeere 15
Erle 10

Färberdistel 43
Färberröte 44
Färberwaid 44
Färberwau 44
Fenchel 42, 91, 96, 112
Fingerhut 38, 95
Flachs 43
Frauenmantel 17, 21, 24, 38, 53, 75, 96, 113
Frauenminze 64

Gänseblümchen 15, 90
Ginseng 39
Guajak 37

Haselnuß 10, 11
Herbstzeitlose 18, 95
Himbeere 67
Holunder 13

Indianernessel 42
Indigo 43

Johanniskraut 17, 21, 39, 44, 48, 114

Kamille 12, 21, 38, 44, 50, 91, 96, 115

Kapuzinerkresse 42, 91
Klebkraut 18
Klee 11
Knoblauch 42
Königskerze 21
Koriander 42
Kresse 42
Kümmel 42

Lavendel 45, 46, 50, 56, 86, 91, 116
Leinkraut 17
Liebstöckel 47, 48
Löwenzahn 50, 67, 90

Mädesüß 45, 67
Madonnenlilie 15
Majoran 50, 55
Malve 46, 47
Mannstreu 46
Marienblatt 46
Melisse 21, 45, 47, 56, 91, 117
Minze 17, 33, 42, 50
Mistel 18
Mohn 12, 42
Mönchspfeffer 12
Mutterkorn 38
Mutterkraut 47, 48, 96
Myrrhe 86
Myrte 21

Oregano 48
Osterluzei 28

Petersilie 42, 44, 49, 55, 97
Pfefferminze 46, 56, 91, 97, 104, 118
Poleiminze 38, 45, 64, 95

Quendel 17, 48

Rainfarn 17, 44
Raute 21, 28, 42, 47, 49
Ringelblume 44, 53, 91, 119
Rose 15, 33, 65, 120
Rosmarin 16, 21, 28, 31, 42, 44, 46, 48, 53, 56, 57, 86, 91, 121

Saflor 43
Safrankrokus 12
Salbei 42, 45, 55, 59, 91, 122
Sassafras 37
Sauerampfer 44
Schafgarbe 21, 53, 54, 91, 96, 123
Schlafmohn 38
Schlüsselblume 13, 15
Schnittlauch 55, 91
Seifenkraut 46

125

REGISTER

Silbermäntelchen 113

Teebaum 39
Thymian 45, 50, 55, 91
Tollkirsche 18, 95

Veilchen 15, 32

Wacholder 86
Waldrebe 18
Wegerich 90
Wegwarte 91
Weide 29
Weidenröschen 17
Weihrauch 86
Weißdorn 10
Wermut 12, 96

Ysop 91

Zaunrübe 49
Zitronengras 42

Botanische Pflanzennamen

Achillea millefolium 21, 53, 96, 123
Aconitum 12
Alchemilla
- alpina 113
- xanthochlora 17, 21, 24, 38, 96, 113
Allium
- schoenoprasum 91
- ursinum 90
Alnus 10
Althaea officinalis 91
Anethum graveolens 91
Angelica archangelica 32
Aquilegia 16
Aristolochia 28
Arnica montana 21
Artemisia 12
- abrotanum 110
- absinthium 12, 96, 110
- vulgaris 12, 20, 38, 47, 86, 110
Atropa bella-donna 18, 95

Bellis 15
- perennis 90
Betula 10, 20
Borago officinalis 91
Boswellia sacra 86
Bryonia 49

Calendula officinalis 44, 119
Carthamus tinctorius 43

Chamaemelum nobile 38
Chamomilla recutita 12, 21, 44, 96, 115
Cichorium intybus 91
Claviceps purpurea 38
Clematis vitalba 18
Colchicum autumnale 18, 95
Commiphora 86
Corylus avellana 10
Crataegus 10
Crocus sativus 12
Cymbopogon citratus 42

Digitalis 38
- purpurea 95

Echinacea 39
Epilobium angustifolium 17
Eryngium campestre 46

Filipendula ulmaria 45, 67
Foeniculum vulgare 96, 112
Fragaria 15

Galium
- aparine 18
- verum 17, 44, 48

Hyoscyamus 12
- niger 18
Hypericum perforatum 17, 21, 39, 44, 48, 114
Hyssopus officinalis 91

Indigofera tinctoria 43
Isatis tinctoria 44

Juniperus communis 86

Lavandula angustifolia 45, 50, 56, 86, 116
Levisticum officinale 47, 48
Lilium candidum 15
Linaria vulgaris 17
Linum usitatissimum 43

Malva 46
Marrubium vulgare 17
Melaleuca alternifolia 39
Melissa officinalis 21, 45, 47, 56, 117
Mentha 17
- x piperita 46, 56, 97, 104, 118
- pulegium 38, 45, 64, 95
Meum athamanticum 48
Monarda didyma 42
Myrtus communis 21

Nasturtium officinale 90
Nymphaea
- caerulea 26
- lotus 26

Origanum
- majorana 55
- vulgare 17, 48

Panax ginseng 39
Papaver 12
- somniferum 38
Pelargonium 91
Petroselinum crispum 44, 49, 97
Pimpinella major 32
Plantago 90
Primula veris 13

Reseda luteola 44
Rosa 15, 65, 120
- canina 120
- centifolia 120
- x damascena 120
- gallica 120
Rosmarinus officinalis 16, 21, 44, 48, 86, 121
Rubia tinctoria 44
Rubus idaeus 67
Rumex acetosa 44
Ruta graveolens 21, 47, 49

Salix 29
Salvia officinalis 45, 55, 122
Sambucus 13
- nigra 13
Saponaria officinalis 46

Tanacetum
- balsamita 46
- parthenium 47, 48, 96
- vulgare 17, 44
Taraxacum officinale 67, 90
Thymus
- serpyllum 17, 48
- vulgaris 45, 55
Trifolium 11
Tropaeolum majus 42, 91

Urtica dioica 43, 90, 104

Valeriana officinalis 25, 32, 49
Verbascum 21
Verbena officinalis 12, 20, 47, 96, 111
Viola 15
- odorata 91
Viscum album 18
Vitex agnus-castus 12

Danksagung

Der Verlag und die Autorinnen danken dem Heilkräuterexperten Ignaz Schliefni für seine Tips und Hinweise bei den Rezepten.

Zeichnungen

Mosaik Verlag/Dorothee Walter

Bildnachweis

Umschlagfoto: Archiv für Kunst und Geschichte
Archiv für Kunst und Geschichte 2, 8, 14, 19, 22, 27, 34, 36, 58, 70
Reinhard-Tierfoto 6, 7, 40, 45, 52, 81, 82, 93, 94, 99, 101, 106

© 1999 Mosaik Verlag München
in der Verlagsgruppe Bertelsmann GmbH / 5 4 3 2 1

Redaktionsleitung: Halina Heitz
Redaktion: Annette Baldszuhn, Siegrid Kroeber
Bildredaktion: Helga August
Buchgestaltung/DTP: Peter Pleischl
Umschlaggestaltung: Design Team München
Reproduktionen: Artilitho, Trento
Druck: Alcione, Trento
Bindung: Ecoprint, Lavis - Trento
Printed in Italy

ISBN 3-576-11315-0

EDITION Panta Rhei

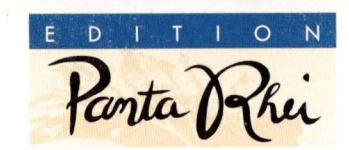

Bücher über das Leben im Einklang mit der Natur

Michael Gienger
Die Heilsteine der Hildegard von Bingen
Das Hausbuch der Steinheilkunde.
Neue Erkenntnisse zu alten Weisheiten.
144 Seiten, ca. 50 Zeichnungen, 24 Farbfotos
ISBN 3-576-10651-0

Dr. med. Elke Haase-Hauptmann
Die Gesundheitsküche der Hildegard von Bingen
Ausgewogene und schmackhafte Ernährung für inneres Gleichgewicht und Wohlbefinden
128 Seiten, ca. 50 farbige Illustrationen
ISBN 3-576-10770-3

Dr. med. Elke Haase-Hauptmann
Die Heilkräuter der Hildegard von Bingen
Ausgewählte Kräuter für Hausapotheke und Küche.
Anbau, Pflege und Verwendung
144 Seiten, ca. 80 Farbabbildungen
ISBN 3-576-11040-2

Jutta Keller
Eins sein mit Mutter Erde
Mythen, Meditationen, Erdrituale, Heilen mit Erde
128 Seiten, ca. 70 Farbfotos
ISBN 3-576-11272-3

Eva-Katharina Hoffmann
Energiepflanzen im Haus
Welche uns gut tun, welche nicht zu uns passen.
88 ungewöhnliche Zimmerpflanzenportraits mit Pflegetips
128 Seiten, ca. 100 Farbabbildungen
ISBN 3-576-10795-9

Thomas Fröhling / Katrin Martin
Feng Shui für Beruf und Karriere
Mehr Erfolg, Harmonie und Energie am Arbeitsplatz durch gezieltes Einrichten und Gestalten
128 Seiten, ca. 60 Abbildungen
ISBN 3-576-11192-1

Elisabeth Kislinger / Dr. Helga Hofmann
Feng Shui im Garten
Mehr Harmonie, Freude und Wohlbefinden durch gezielte Gestaltung und Pflanzenwahl
128 Seiten, über 100 Farbfotos
ISBN 3-576-11111-5

Thomas Fröhling / Katrin Martin
Wohnen mit Feng Shui
Mehr Harmonie, Gesundheit und Erfolg durch gezieltes Einrichten und Gestalten
128 Seiten, über 50 farbige Abbildungen
ISBN 3-576-10713-4

Volker Drolshagen / Karin Hoffmann
Die Sprache der Bäume
Was Wuchs und Rinde über Bäume verraten.
Neue Erkenntnisse in der Baumpflege-Praxis
112 Seiten, ca. 50 Abbildungen
ISBN 3-576-10796-7

Claudia Graf
Gärtnern mit dem Mond
Günstige Mondzeichen in der Gartenpraxis erfolgreich nutzen. Mit Aussaatkalender bis ins Jahr 2005
128 Seiten, ca. 50 farbige Fotos und Illustrationen
ISBN 3-576-11049-6

Claudia Graf
Leben mit dem Mond
Günstige Tage erfolgreich nutzen - in der Liebe, im Haushalt, für Schönheit und Gesundheit
128 Seiten, ca. 50 Farbfotos
ISBN 3-576-11050-X

Peter Ortmann
Naturgeister
Elementare Energien aus der Kraftquelle Natur.
Ein Praxisbuch
128 Seiten, ca. 35 Farbabbildungen
ISBN 3-576-11066-6

Cornelia Adam / Jutta Keller
Urkraft Licht
Mythen, Magie, Wissenschaft, Ernährung, Rezepte
128 Seiten, ca. 50 Farbabbildungen
ISBN 3-576-11107-7

Cornelia Adam / Jutta Keller
Urkraft Wasser
Mythen, Magie, Wissenschaft, Ernährung, Rezepte
128 Seiten, ca. 50 Farbabbildungen
ISBN 3-576-11108-5

Mosaik

Erhältlich überall dort, wo es Bücher gibt.